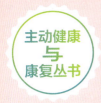

骨性关节炎家庭康复

丛书主编　燕铁斌
主　　编　陆凌云
副 主 编　戴哲浩　郑丁焰

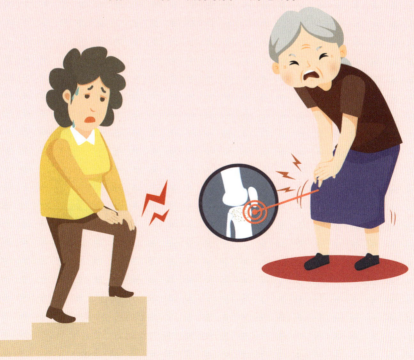

電子工業出版社
Publishing House of Electronics Industry
北京·BEIJING

未经许可，不得以任何方式复制或抄袭本书之部分或全部内容。
版权所有，侵权必究。

图书在版编目（CIP）数据

骨性关节炎家庭康复/陆凌云主编. —北京：电子工业出版社，2022.2
（主动健康与康复丛书）
ISBN 978-7-121-42736-7

Ⅰ.①骨⋯ Ⅱ.①陆⋯ Ⅲ.①关节炎－康复 Ⅳ.① R684.3

中国版本图书馆 CIP 数据核字（2022）第 014841 号

责任编辑：崔宝莹
印　　刷：中国电影出版社印刷厂
装　　订：中国电影出版社印刷厂
出版发行：电子工业出版社
　　　　　北京市海淀区万寿路173信箱　邮编：100036
开　　本：720×1000　1/16　印张：8.25　字数：135千字
版　　次：2022年2月第1版
印　　次：2022年2月第1次印刷
定　　价：66.00元

凡所购买电子工业出版社图书有缺损问题，请向购买书店调换。若书店售缺，请与本社发行部联系，联系及邮购电话：（010）88254888，88258888。
质量投诉请发邮件至zlts@phei.com.cn，盗版侵权举报请发邮件至dbqq@phei.com.cn。
本书咨询联系方式：QQ 250115680。

主动健康与康复丛书

《骨性关节炎家庭康复》
编委会名单

主　编　陆凌云
副主编　戴哲浩　郑丁炤
编　委（以姓氏笔画为序）

　　王　永（厦门市中医院）
　　王德桂（深圳市龙岗区人民医院）
　　卢超农（华中科技大学同济医学院附属协和医院）
　　白　玫（贵阳市第一人民医院）
　　朱　钧（怀化市第一人民医院）
　　刘　梅（怀化市第一人民医院）
　　苏春涛（厦门大学附属第一医院）
　　吴小红（厦门市第五医院）
　　余可宜（北京协和医院）
　　张　源（昆明医科大学第一附属医院）
　　张　鑫（贵阳市第一人民医院）
　　陆凌云（厦门市第五医院）
　　陈瑞松（陆军第七十三集团军医院）
　　郑丁炤（厦门市第五医院）
　　贺新艳（厦门市第五医院）
　　黄吉莉（厦门市第五医院）
　　黄建军（厦门市海沧医院）

彭知洲（厦门市第五医院）

程茂扬（厦门市第五医院）

谢伦利（怀化市第一人民医院）

戴哲浩（中南大学湘雅二医院）

序一 PREFACE

健康是人生最大的财富。

健康最基本的要求是脏器无疾病，身体形态发育良好，体形匀称，人体各系统具有良好的生理功能，有较强的身体活动能力和劳动能力。现在，健康的涵义更为广泛，包括躯体健康、心理健康、社会健康等诸多方面。

国家发布的《"健康中国2030"规划纲要》提到："健康是促进人的全面发展的必然要求，是经济社会发展的基础条件。实现国民健康长寿，是国家富强、民族振兴的重要标志，也是全国各族人民的共同愿望。"由此可见，国家对国民健康的重视程度。没有全民健康，就没有全面小康。目前的"以疾病治疗为中心"的被动医疗模式，难以解决人的健康问题，也不可持续。实现由以疾病治疗为中心向以促进健康为中心的主动健康模式的转变，已经成为当下健康管理的重要任务。

主动健康，就是主动获得持续的健康能力、拥有健康完美的生活品质和良好的社会适应能力。其倡导的是主动发现、科学评估、积极调整、促进健康的理念。主动健康，首先意味着每个家庭、每个国民都要对自己的健康负责；意味着广大医务工作者要以人民健康为中心，开展医学研究，提高临床工作的能力，关注生命全周期、健康全过程；意味着政府及相关部门要把健康融入万策，有效实施健康影响因素评估，为健康中国战略奠定坚实的基础。

在这样的大背景下，"主动健康与康复丛书"应运而生。本套丛书从临床常见病、多发病入手，通过简洁明了的疾病描述，详细生动的指导措施，使读者在轻松阅读间就普及了主动健康与康复的理念；同时，还可以根据书中提供的内容快速掌握适合自己病情的康复和预防方法。

希望本套丛书的出版，能推动主动健康先进理念的推广，为推进健康中国的建设、营建和谐社会做出贡献。

故乐之为序。

美国医学科学院外籍院士
南京医科大学第一附属医院康复医学中心主任

2021年夏

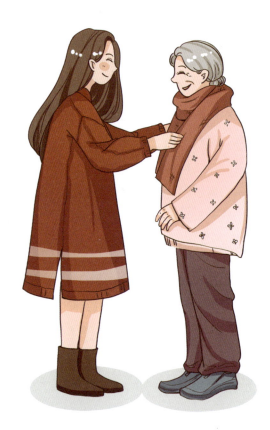

PREFACE 序二

健康是每个人穷尽一生所追求的目标，人活着就是希望自己能健康、快乐地享受生活！

根据《世界卫生组织宪章》中的定义："人的健康并非是指有没有疾病或不虚弱，而是指个体自身的躯体、精神与社会处于一种完美和谐的状态"。基于此，我们今天关注的健康应该包括生理健康、心理健康和良好的社会适应能力，且构建这种完美和谐的状态应该是个体可以主动参与的一个充满变化的过程。"主动健康"是在国家提出《"健康中国2030"规划纲要》后医学界频频出现的一个充满正能量的词汇。对普通大众来说，"主动健康"就是主动获得持续健康、拥有健康完美的生活和良好的社会适应能力。

"主动健康"是针对"被动健康"或"被动医学"而言的。"被动医学"或被称为"对抗医学"，它忽视了人体的自我修复和主动参与的能力，它是以个体的病灶为攻击目标，倾向于通过药物或者手术对抗、压制、切割和消除这些现象，过于追求疾病的缓解或者各项生理指标的正常，而忽略了个体作为一个整体的功能价值。因此，"主动健康"不仅适合健康人群，同样也适合患有各种疾病的人群。从生命走过的时间长轴来看，如果说以预防和治疗疾病为主的现代医学是推动生命向"右"发展，那么以自我管理和积极参与为中心的"主动健康"则是推动生命向"左"发展的一个全新的医学模式。

我的健康我做主！我的健康我管理！

为了顺应国际医疗保健趋势，将主动健康和健康管理的基本知识和方法传授给公众，在电子工业出版社的积极策划下，我们组织了国内一批从事健康管理和临床康复的专家，编写了这套"主动健康与康复丛书"。本套丛书的编写宗旨一是普及主动健康与康复理念，让患者及其家属能比较容易地找到适合自己病情的康复方法；二是介绍一些常用的可以在社区及家庭开展的适宜康复技术，方便患者及其家属在社区和家庭开展自我康复，实现主动参与健康管理的目标。

"健康管理"或称"管理健康"（Managed Care）这个概念，是20世纪50年代末在美国被提出的。在中国，"健康管理"是以现代健康的概念（生理、心理和社会适应能力）和全新的医学模式（生理-心理-社会）以及祖国医学（中医）治未病的理念为指导，以现代医学和现代管理学的理论、技术、方法为干预手段，对健康状况及其影响因素全面评估、有效干预，其目的是用最小的投入获取最大的健康效益。因此，"主动健康"的核心就是"健康管理"。

"十三五规划"之后，国家提出了建设"大健康"的构想，大力推动人民群众健康从被动医疗转向主动健康管理。随着国内经济的发展、全民医疗的实现，以及慢性病、老年人口的增加，康复对象不断增多，康复市场不断拓展。党和各级政府对康复的重视，进一步推动了国内康复的全面提速发展。此外，分级诊疗模式下的医院-社区-居家康复一体化的出现，使得康复理念已经开始从医院延伸到社区、家庭。患者及其家属越来越不满足于传统的院内康复，渴望能了解康复、参与康复。因此，"主动健康与康复丛书"的出版顺应了社会的发展和需求。

"主动健康与康复丛书"的顶层设计采取开放式的编写模式，即根据普通大众和患者及其家属的需求以及市场反馈不断增加新的分册。每一分册针对某一种（类）疾病的家庭康复，希望每一分册都能成为一个独立的家庭康复医生。书的内容力求文字简洁，通俗易懂，贴近大众。为了方便家庭使用，每一分册还充分利用了多媒体资源，尽可能配了一些简单易学的插图和小视频。

承蒙参与本套丛书的各位专家和出版社的信任，让我担任"主动健康与康复丛书"的总主编，定当不负韶华，只争朝夕；也感谢南京医科大学第一附属医院康复医学中心主任、美国医学科学院外籍院士励建安教授欣然为本书做序，为本套丛书锦上添花！

中国康复医学会副会长
广东省康复医学会名誉会长
中山大学康复治疗学系副主任

2021年夏于广州

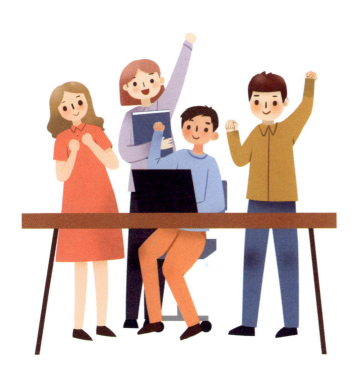

前言 FOREWORD

随着我国人口老龄化日益加剧，骨性关节炎的发病率正在逐年上升，骨性关节炎越来越成为影响中老年人生活质量的重大问题，给病人的家庭和社会造成巨大的经济负担，已成为严重的公共卫生问题之一。

骨性关节炎又称骨关节病、退行性关节炎、老年性关节炎等。是由增龄、肥胖、关节退变、劳损、创伤、关节先天性异常和关节畸形等诸多因素引起的关节软骨退化与关节边缘和软骨下骨反应性增生为特征的一类疾病。骨性关节炎主要表现为缓慢发展的关节疼痛、压痛、僵硬、肿胀、活动受限和畸形等，严重影响病人的生活质量。然而目前国内外关于骨性关节炎的资料多为专业书籍，内容集中于病理生理、手术、药物治疗等方面，关于这类疾病的科普书籍屈指可数。因此，普通老百姓对骨性关节炎的理解多源于民间口耳相传，产生了很多误解。基于上述原因，为了健康宣教、方便病人开展家庭康复，我们组织国内知名医院的骨科、康复科、中医科、心理科及护理等专业人士，共同编写了这本《骨性关节炎家庭康复》。本书编委查阅了大量国内外的最新文献，结合临床实践，用通俗易懂的语言叙述骨性关节炎的相关知识，内容力求体现科学性、通俗性和趣味性。

本书内容丰富，从日常生活中的常见问题入手，涵盖骨性关节炎的认识、预防、治疗、康复锻炼、中医治疗、心理调节、护理及家庭康复等各个方面。同时，本书针对性地对骨性关节炎的常见误区和问题，采用问答的形式，有条理地答疑解惑。书中包含大量插图，内容生动活泼，可为骨性关节炎病人的预防、治疗及康复提供可靠的理论依据和可行的指导方法，从而减少骨性关节炎带给病人的病痛，提高其生活质量，减少医疗资源的消耗。本书适合骨性关节炎病人及其家人、照顾者阅读参考，对广大医护人员、社区卫生服务人员亦有裨益。

在本书编写过程中，得到了各位编委的大力支持，使我们能够顺利完成编写任务。由于编写人员工作任务繁重，编写时间有限，书中难免有不足之处，敬请广大读者谅解，提出宝贵意见。

陆凌云

2021年10月

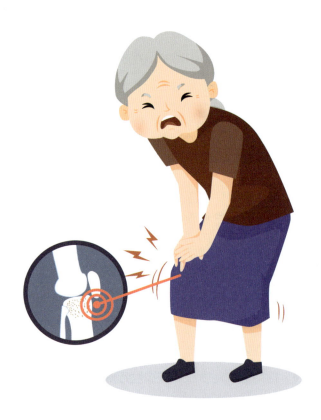

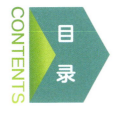

 Part 1 初识骨性关节炎

初识骨性关节炎 / 001

1. 骨性关节炎的表现 / 002

什么是骨性关节炎 / 002

骨性关节炎有哪些具体表现 / 003

骨性关节炎有哪些危害 / 005

骨性关节炎的诱发因素 / 006

哪类人群容易得骨性关节炎 / 009

体育锻炼会加重骨性关节炎吗 / 011

坐多久才算是久坐 / 012

骨性关节炎是因为受风着凉才得的吗 / 012

2. 认识我们的关节 / 013

3. 深入了解不同关节的特点 / 015

 Part 2 诊断骨性关节炎

Part 3 骨性关节炎的西医治疗

1. 骨性关节炎的基础治疗 / 026

2. 骨性关节炎的药物治疗 / 028

3. 骨性关节炎的手术治疗 / 030

Part 4 骨性关节炎的中医治疗

1. 中医眼中的骨性关节炎 / 034

2. 中药外治方法多 / 035

3. 推拿疗法 / 036

4. 艾灸疗法 / 037

5. 刮痧疗法 / 039

Part 5 骨性关节炎的物理治疗

1. 什么是物理治疗？它有什么用 / 042

2. "痛、痛、痛"，关节痛怎么办 / 042

   有哪些物理治疗方法可以缓解疼痛呢 / 042

   关节僵硬，活动不利索怎么办 / 045

3. 肌肉萎缩、无力，该怎么训练 / 046

4. 肿胀的自我评估与物理治疗 / 047

   肿胀的自我评估 / 047

   肿胀的物理治疗 / 048

肿胀要做什么运动来缓解 / 049

肿胀肢体如何摆放 / 050

5. 关节不稳——如何自我评估与治疗 / 051

关节不稳的表现 / 051

关节不稳什么运动不能做 / 052

关节不稳如何训练 / 052

6. 关节畸形——如何自我评估与物理治疗 / 055

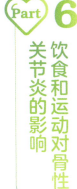

Part 6 饮食和运动对骨性关节炎的影响

1. 饮食结构有哪些讲究 / 058

我们常说的膳食营养是什么 / 058

得了骨性关节炎后为什么不推荐吸烟饮酒 / 061

2. 日常生活要注意什么 / 061

3. 锻炼有哪些要求 / 064

Part 7 骨性关节炎手术后养护大全

1. 颈椎手术后如何解除安全"颈"告 / 068

2. 胸椎手术后健康之路 / 073

3. 腰椎手术后的自我康复疗法 / 074

4. 髋关节手术后保养手册 / 083

髋关节手术后必知干货 / 083

髋关节手术后家庭康复的方方面面 / 084

髋关节手术后康复训练 / 086

xv

5. 膝关节手术后最佳守护计划 / 087

膝关节手术后你不可不知的那些事儿 / 087

居家该如何守护膝关节 / 089

教你几招护膝大法 / 091

6. 肩关节手术后养护全攻略 / 092

肩关节手术后养护，没你想的那么复杂 / 092

保护肩关节，需要改掉的几个坏习惯 / 092

几个简单的动作养护你的肩 / 093

Part 8　骨性关节炎相关心理问题

Part 9　家居设施／辅助器械的应用

家居安全——常用窍门 / 102

物件的摆放习惯和环境 / 103

生活中不同类型的骨性关节炎病人的环境需求 / 103

Part 10　骨性关节炎小问题，大解答

Part 1 初识骨性关节炎

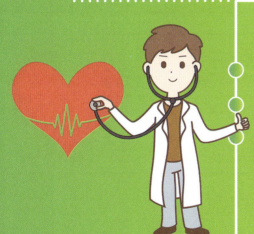

1. 骨性关节炎的表现
2. 认识我们的关节
3. 深入了解不同关节的特点

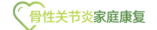

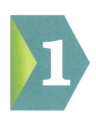

王奶奶今年63岁，身高167厘米，体重80千克，农民。她在家务农已经40多年了，双手关节及双侧膝关节肿胀疼痛已有6~7年了，尤其是早晨起来之后，四肢感觉特别僵硬，需要活动后才能有所缓解。在当地乡镇诊所看病，有的医生怀疑是"类风湿关节炎"，有的医生怀疑是"骨性关节炎"，最终也没有确诊。疼痛严重时，吃几片止疼药，涂涂药酒，疼痛也能缓解，所以王奶奶也一直没有把这个病放在心上。半年前，王奶奶来到城里的儿子家暂住，走路多了，上、下楼梯多了，膝关节疼痛逐渐加重，导致王奶奶不敢上、下楼梯，每天只能待在4楼的儿子家中。儿子带她去医院看病，结果被诊断为骨性关节炎。

什么是骨性关节炎？骨性关节炎的典型表现有哪些？骨性关节炎的病因是什么？骨性关节炎有哪些危害？诸如此类的问题还有很多，下面，我们将为大家逐一介绍骨性关节炎的相关知识。

1 骨性关节炎的表现

什么是骨性关节炎

在先秦时期，我们的先辈们就已经对骨性关节炎有了一定程度的认识

Part 1 初识骨性关节炎

和了解。《黄帝内经·素问》中记载着这样一段话："病在骨，骨重不举，骨髓酸疼，寒气至，名曰骨痹"。在现代医学中，骨性关节炎是以关节软骨局灶病变、软骨下骨反应性肥厚和关节边缘骨赘形成为特征的，以关节疼痛为主要症状的慢性关节疾病。

骨性关节炎又称骨关节病、退行性关节炎、老年性关节炎等，是由增龄、肥胖、关节退变、劳损、创伤、关节先天性异常和关节畸形等诸多因素引起的关节软骨退化与关节边缘和软骨下骨反应性增生为特征的一类疾病。

骨性关节炎有哪些具体表现

骨性关节炎好发于需要负重或者活动较多的关节，如膝关节，髋关节，手的远端指间关节和第一腕掌关节，脚的第一跖趾关节，足跟、颈椎和腰椎的关节等。主要的表现有以下5个方面。

关节疼痛和压痛

关节疼痛和压痛是骨性关节炎最常见的表现，初期为轻度或中度间断性隐痛，疼痛多发生在活动开始后的几分钟，随后就可以得到缓解。有的人表现为活动较长时间后出现疼痛，在休息后会有所好转。疼痛总是反反复复，而且常与天气变化有关，在寒冷、潮湿的环境下疼痛可加重。在疾病的晚期，可出现持续性疼痛或夜间痛，严重影响病人的日常生活和工作。关节的局部有压痛，在关节肿胀时尤其明显。

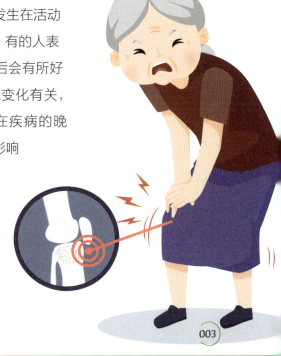

关节活动受限

关节活动受限，就是我们通常所

说的晨僵（病变关节活动不利、僵硬，清晨起床时明显，活动后减轻），常见于髋关节、膝关节。关节活动受限表现为早晨起来时，关节僵硬、有发紧感，活动后可缓解，持续时间常为几分钟至十几分钟，极少超过半个小时。可是，随着病情的发展，会出现关节绞锁，活动进一步受限，比较严重的膝骨性关节炎病人会存在屈膝困难；严重髋骨性关节炎病人会出现自己不能给自己剪脚趾甲的情况等。

关节畸形

因骨赘形成或滑膜炎症积液造成关节畸形，以手的指间关节最为常见，其次是膝关节。

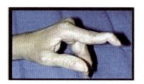
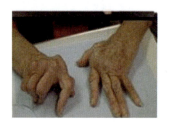
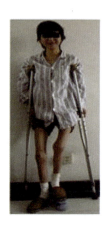

骨摩擦音（感）

我们在临床工作中，经常遇到病人说他们自己可以听到或者感受到自己的某个关节啪啪响或者活动时有"咔嗒"的声音。这就是医学上常说的骨摩擦音（感），是由于关节软骨被破坏，关节面不平整导致的。

肌肉萎缩

肌肉萎缩是一种继发性的改变，由于关节疼痛，活动减少，肌肉没有得到充分的使用，从而出现肌肉萎缩、关节酸软无力，在膝关节处尤其明显。

Part 1 初识骨性关节炎

从另一个角度看,关节失去强有力的保护,更容易受到伤害。关节和肌肉的病变互为因果,从而形成一个恶性循环。所以,我们要重视骨性关节炎,早发现、早治疗,斩断恶性循环。

骨性关节炎有哪些危害

骨性关节炎会引起各种症状,这些症状不断折磨着病人的身体和心灵。

剧烈的疼痛

骨性关节炎初期表现为轻度或中度间断性隐痛,随着病情的发展,可能会出现持续性疼痛或夜间痛,严重影响病人的日常生活和工作。当炎症或者增生的骨赘压迫了神经根时,可以引起神经根支配区域的麻木、灼痛、抽搐,疼痛可以向肢体远端放射,严重者可能导致肌肉萎缩。

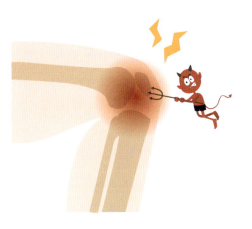

影响病人的正常生活和工作

骨性关节炎好发于需要负重或者活动较多的关节,如膝关节、髋关节、手关节、颈椎和腰椎的关节等。这些关节发生病变后,将大大影响病人的生活和工作。

诱发各种并发症

骨性关节炎会导致关节变形、脊柱侧弯畸形,严重者会影响病人的心肺功能。

影响病人的情绪

骨性关节炎引起的疼痛是一种长期的慢性疼痛，严重影响病人的睡眠、工作和生活。久治不愈的慢性疼痛会让病人产生焦虑、抑郁等不良情绪，而焦虑、抑郁又能产生躯体疼痛，两者互为因果关系，从而形成恶性循环。

得了骨性关节炎之后，一定要积极治疗，避免病情加重。

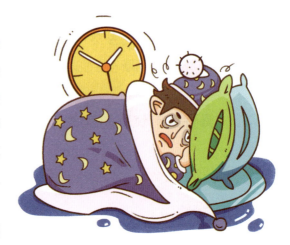

骨性关节炎的诱发因素

虽然骨性关节炎的确切病因迄今尚未完全明确，但是现有的研究已经表明，年龄、肥胖、职业因素、日常的不良姿势、遗传因素等，都可能影响骨性关节炎的发展过程。

年龄

随着年龄的增长，骨性关节炎的发病率也随之增高。在60岁以上的人群中，有近90%的人存在骨性关节炎的组织学表现，其中70%以上的人至少有一处关节有骨性关节炎的影像学特征。而且，骨性关节炎的严重程度和症状也随着年龄的增长而不断加重。

为什么会出现这种现象呢？这主要是因为骨、关节和

Part 1　初识骨性关节炎

软骨组织与人体其他组织器官相似，随着年龄的增长，功能逐渐减退，骨骼内有机物质合成能力减弱，其含量逐步降低，而无机物质含量则越来越高；随之而来的后果是，骨骼及关节软骨的弹性和韧性越来越差，承受外力的能力不断降低，使关节更容易受到损伤。

肥胖

早在20世纪30年代就有学者发现，肥胖者更容易发生膝关节及髋关节的病变，而且女性受到的危害更大。体重增加后，人体所有承重关节的负荷也会相应增大，加速骨性关节炎和老化。此外，肥胖还会引起姿态、步态及运动习惯的改变，导致在关节活动时，其表面受力不平衡，使已经发生病变的关节进一步磨损。

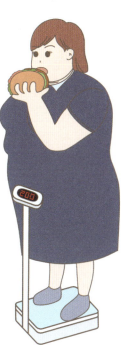

职业因素

一些特定的职业，需要长期反复使用某些关节来完成工作，这样会使这些关节承受过度的应力导致关节退变的发生。例如，足球运动员的足、踝、膝关节；芭蕾舞演员的跖趾关节；矿工的髋关节、膝关节及肘关节；棒球运动员的肩关节、肘关节；纺织工人的手指关节和腕关节；拳击运动员的掌指关节、肘关节和肩关节等。

不良的姿势

现代的生活和工作模式，产生了大量的"久坐族"和"低头族"，比如需要长时间伏坐于办公桌前，面对电脑的白

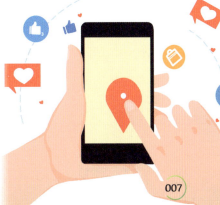

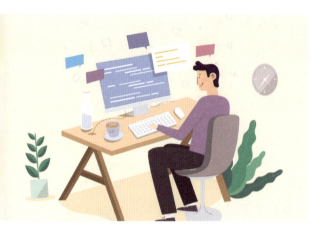

领；喜欢打麻将、打扑克牌或下棋的中老年人等。一方面，由于颈椎和腰椎的关节受到不恰当的应力压迫促使关节退变；另一方面，由于颈背部、腰背部和下肢的肌肉长时间缺乏刺激，其肌肉力量下降，当病人直立行走或做其他运动时，各个关节的相对负重增加，也会导致骨性关节炎。

爱穿高跟鞋的女士也是骨性关节炎的高发人群。穿高跟鞋行走会通过改变脚踝、膝盖、臀部和身躯的关节位置来改变身体姿势，使上述各个关节受力发生改变，从而使关节受到自身负荷冲击，导致关节逐渐退化。

遗传因素

遗传因素在骨性关节炎中也起到了一定的作用，尤其是女性手部的远端指间关节基因突变后，会造成软骨发育不良以及软骨胶原发生缺陷，进而导致构成关节的生物材料性质发生异常，造成骨性关节炎。

吸烟与饮酒

吸烟将消耗机体15%以上的氧供，使得关节和骨骼处于相对缺氧的状态，会直接降低关节中受伤组织的新陈代谢，导致疼痛加重，延迟疾病的恢复。大量饮酒会扰乱身体内的物质代谢过程，对关节疾病的负面作用很大。

Part 1 初识骨性关节炎

哪类人群容易得骨性关节炎

骨性关节炎是一种长期、慢性、渐进的疾病，该病发展至晚期常有不同程度的关节畸形，致残率极高。中老年人，尤其是中老年女性，是大家所熟知的易患人群。除此之外，还有哪些人群容易罹患骨性关节炎呢？

司机

中国有句俗语叫作"懒人伸懒腰"，在生活中，我们经常可以见到公交车司机、出租车司机、长途客车司机等伸懒腰。那么，他们属于"懒人"吗？当然不是！这是一种偏见，也是一种非常不科学的说法。长期在驾驶室工作的司机朋友们，长时间正襟危坐集中精神驾驶汽车，在一定程度上破坏了颈椎和腰椎的正常生理曲线，极易导致颈椎和腰椎的各关节发生关节退变。这时候没有什么比离开驾驶座伸一记懒腰更痛快的了。

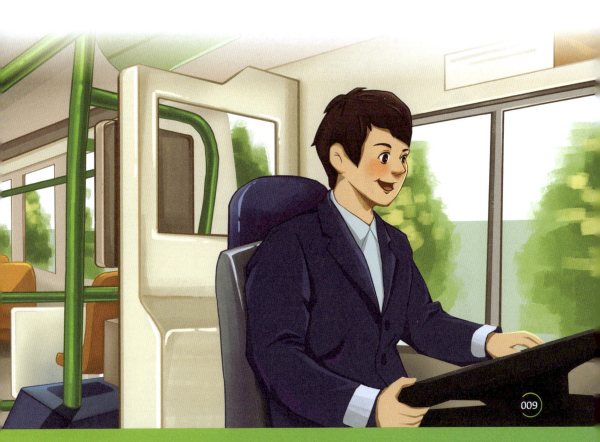

运动员

体操运动员在赛场上矫健的身姿，跳水运动员从跳板跳台上一跃翻身入水的帅气，拳击运动员在场上气吞山河的霸气都令人羡慕。然而，这一切的成功，都是他们在台下付出了无数的汗水与泪水、甚至是牺牲自己的身体健康换回来的。作为一个运动员最害怕的就是受伤，轻伤会损伤肌肉、肌腱等软组织，重伤则会导致骨折，绝大多数运动员退役后身体会出现一系列的骨性关节炎，这并不是突然发生的，而是长年累月的累积伤害造成的。

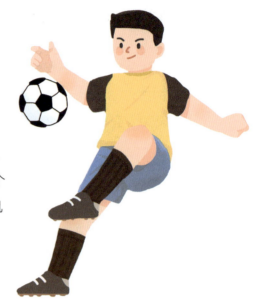

办公室职员

大多数白领的工作状态是：每天一上班就趴到桌子上写、算和敲打键盘，兢兢业业、埋头苦干直至深夜。长时间伏案工作与不良的工作姿势是

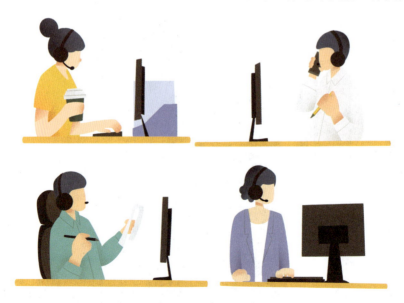

Part 1 初识骨性关节炎

他们发生骨性关节炎的主要原因，脖子酸痛、肩膀沉重、胳膊酸麻、手指酸疼和僵硬、腰背酸痛等如影随形。这正是关节在叫苦的征兆。长此以往，颈椎和腰椎关节、肩关节、腕关节、手指关节等，都会出现骨性关节炎的迹象。

手工业生产者

大脑让我们拥有了创造性思维，双手帮助我们准确无误地执行大脑发出的指令，但是长期进行精细劳作会使手工业生产者的掌、指关节及腕关节的关节面磨损加剧，从而导致手腕关节发生退变，最终导致关节畸形，从而影响了他们的生产、生活。因此，手部骨性关节炎对于手工业生产者来说，是他们最不愿意接受的一个悲剧。

结合上面的各种情况，我们看出，凡是过度使用某个关节或者使某个关节长时间承受力量的生活习惯和工作方式，都极易引起骨性关节炎，随之带来一系列的身体不适。

体育锻炼会加重骨性关节炎吗

现有的科学研究表明，适度的体育锻炼不会增加骨性关节炎的发生；恰恰相反，体育锻炼可以有效预防骨性关节炎。因为锻炼一方面有利于增加软骨的营养供给和新陈代谢，另一方面能通过强健肌肉，增强关节的稳定性，降低关节受伤的风险。

哪种强度的体育锻炼合适呢

适当的体育锻炼，以锻炼后精神饱满、不感到疲劳为标准。同时，运动要讲究循序渐进、量力而行，比如运动一次，休息两三天，一周运动两三次。还要讲究运动形式的多样化，不要局限于某一两项自己喜欢的运动，要拓展运动项目，培养多元化的运动乐趣。每周进行不同的运动项目，既全方位锻炼了身体，也避免了单一运动造成的劳损。

骨性关节炎症状缓解的时候，可以进行体育锻炼吗

骨性关节炎急性发作期是不建议进行体育锻炼的。但在急性期过后，则反倒不建议静养了，因为静养的时间越长，肌肉的力量丧失就越多，更容易造成关节损伤的进一步加重。所以，症状缓解后，适度的体育锻炼是十分必要的。

坐多久才算是久坐

有的人只是坐一两个小时，有的人能坐上一天，到底坐多久才算是久坐？一般认为一周在清醒状态下至少坐5天，每天坐着超过8小时，或持续2小时没有起身活动和改变坐姿，即为久坐。这样算下来，绝大部分的学生及上班族，都是久坐人群。久坐不但会增加患骨性关节炎的风险，还会增加其他各类疾病和早死的风险，所以每天"有意识地打断久坐"是非常必要的。比如每隔半个小时或一个小时起身活动一下，去接杯水或上个厕所都是不错的方法。实在不行，在座位上做一下拉伸也可以勉强缓解疲劳。需要注意的是，要少跷二郎腿，坐姿尽量挺拔，回家尽量不要窝在沙发上。

骨性关节炎是因为受风着凉才得的吗

受风着凉不是引起骨性关节炎的原因。但是，受风着凉后，一方面会引起关节周围的肌肉痉挛，肌肉的力量减小，使其难以支撑关节腔的承重，从而引起症状；另一方面寒冷的刺激会使血管收缩，改变关节的代谢，加重对软骨的损害，从而使关节疼痛、肿胀等症状加重。因此，避免寒冷刺激，局部热敷或者热疗，可以有效减轻骨性关节炎的症状。

Part 1 初识骨性关节炎

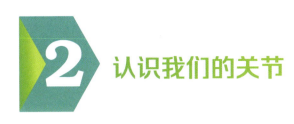

认识我们的关节

什么是关节

首先，请您猜猜一位成年人身上有多少块骨头呢？您可能会说有很多块。的确，一位成年人身上的骨头确实有很多，共有206块！您可能又会产生疑问，这么多骨头是怎么连接在一起的呢？这是一个好问题！在我们的身体中，骨与骨之间有个特殊的装置，就是关节。就是这么一个看似用处不大的小小结构，却能将全身的骨头连接成一个整体，构建起身体的基本体态。利用关节的纽带作用，通过肌肉的收缩牵动骨头，就产生了动作。

关节软骨是什么

关节软骨是一层覆盖在关节面上的具有弹性的光滑的软骨组织，在关节运动时有降低磨损和缓冲震荡的作用。

关节软骨损伤后，能自我修复吗

 关节软骨损伤后，是不能自我修复的。关节软骨中的软骨细胞是一种几乎没有增殖能力的终末分化细胞，损伤后往往只能通过纤维组织来进行修复。新生的纤维组织，与正常的透明软骨组织在生化性质和结构等方面有很大不同。所以，要好好保护我们的关节，尤其是关节软骨。

 哪些关节容易发生骨性关节炎

 需要经常负重或者活动较多的关节均是骨性关节炎的好发部位。流行病学调查发现，骨性关节炎发病率排名第一的部位是膝关节，常言道"人老先从腿老起，腿老先从膝老起"。由此可见膝关节的脆弱和重要性！其次是髋关节、颈椎和腰椎的关节、手的远端指间关节和第一腕掌关节、脚的第一跖趾关节和足跟等。

 骨性关节炎都会有关节畸形吗

 只有当骨性关节炎发展到晚期才会造成关节畸形，而且变形的关节基本上是不可能恢复正常的。

Part 1 初识骨性关节炎

3 深入了解不同关节的特点

为什么"受伤"的总是我——膝关节

膝关节是人体解剖结构最复杂的关节，主要由胫骨上端、股骨下端和独立的髌骨以及覆盖在其上的软骨组成。此外，膝关节还具有多种辅助结构，如半月板、滑囊、脂肪垫和多种韧带等。复杂的结构给关节的稳定性提供了必要支持，但也使膝关节伤病的种类繁多，给医生的准确诊断带来了诸多麻烦。

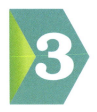

膝关节具有特殊的运动特点，它只能前后动和轻度地左右旋转，不能左右动；但是膝关节的左右扭转动作在生活中又特别常见，比如踢足球时，当膝关节超出它能够承受的压力范围后就容易发生损伤。最后，膝关节是人体最主要的负重关节之一，传递着身体的重量，因此受到创伤和劳损的概率较大。

是是非非总难分——髋关节

髋关节局部疼痛，甚至不能正常行走，是一个经常困扰中老年人的问题。那么，髋关节疼痛的大部分原因是髋关节的退变吗？答案是否定的。

虽然髋关节的结构不如膝关节复杂，但是髋关节却是人体中先天畸形发生率最高的关节。常见的髋关节畸形有先天性髋内翻畸形、先天性髋关节脱位和先天性髋关节发育不良等。当出现髋关节局部疼痛时，我们应该迅速就医，明确疼痛的准确原因，辨明是非。

穿不上衣服，梳不了头——肩关节

在全身的关节中，活动范围最大且转动最为灵活的关节非肩关节莫属。我们的肩关节可以做前屈、后伸、外展、内收、外旋、内旋六个方向的运动。

肩骨性关节炎，多见于办公室人群、重体力劳动者及居家妇女等，尤其是当今社会越来越多的人使用电脑和手机，在使用过程中，肩关节往往处于一种不符合关节应力平衡的状态，长时间保持这一不良姿势，就会很容易增加肩关节周围肌肉的负担和肩袖的疲劳性损伤，进而造成关节磨损加剧从而发生关节退变。由于生活中大量的活动都需要肩关节的协助，所以一旦出现肩关节退变，生活质量便会受到很大的影响，很多病人难以自如地穿脱衣服，难以自己梳头。

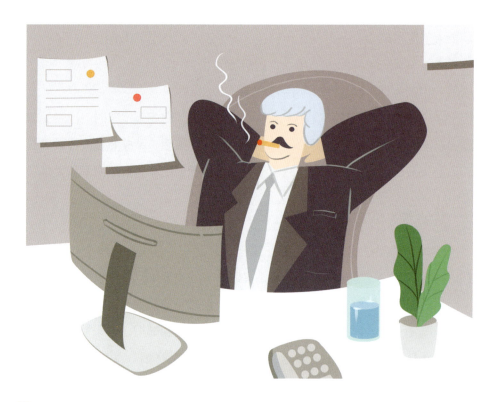

Part 1 初识骨性关节炎

灵巧的双手不再灵巧——手关节

手是人类自我解放的标志,灵巧的双手可以完成各种各样的精细动作。长期密集、反复和过度的活动,会使手部的一个或者多个关节发生退变和骨质增生等。

人们日常工作中经常使用电脑,每天长时间重复在键盘上打字和移动鼠标,使腕关节与掌指关节处于一种不合适的位置,进一步加速了手关节的退变和损伤,引起手的麻木、无力和疼痛,关节的弹响或摩擦感。

啪啪作响的脖子与逐渐弯曲的脊梁——颈椎和腰椎

人开始直立行走后,脊柱出现了人类所特有的四个生理弯曲:颈椎向前凸、胸椎向后凸、腰椎向前凸和骶尾椎向后凸,如同一根大大的弹簧,增加了脊柱的弹性。当人在行走、奔跑与跳跃时可以减缓或消除从脚经过脊柱传向头部的震荡,保护脑内的组织。同时,生理弯曲的存在还拓宽了躯干重心基底的面积,加强了直立姿势的稳定性。

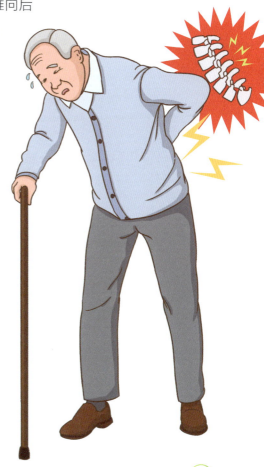

随着工作生活节奏的加快、生活方式的改变,如今越来越多的人不注重工作和日常生活中的站、坐、行走姿势,比如整天埋头苦读的学生,整日面对电脑的办公室人员,不良的姿势不仅会加重脊柱的负担,而且还会加剧脊柱关节的退变。长此以往,会逐步引起颈椎关节发生形态学上的改变,出现颈椎位置变化和关节退变。很多人经常在忙碌了一整天后,常感到脖子发僵、发硬、肩背部沉重感,脖子一转都嘎达嘎达地响,甚至有头痛、头晕、视力减退等异常感觉。这些迹象均是颈椎发出的警报。长期久坐或者长时间卧躺时,腰部肌肉长时间持续收缩,同样会造成腰椎关节退变,在中老年人群中可以出现脊柱向一侧弯曲,让他们失去秀丽挺拔的身姿。

Part 2

诊断骨性关节炎

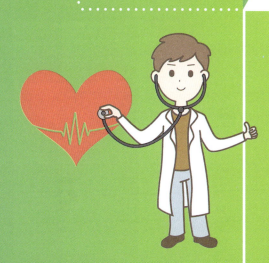

赵阿姨，57岁，身高158厘米，体重67千克，因为"双手关节疼痛1年余，加重2个月"，在女儿的陪同下来到医院就诊。医生检查发现，赵阿姨双手多个指间关节骨性膨大变形，局部有压痛。随后，医生开具了抽血、X线等检查。赵阿姨的女儿问："医生，有必要做这么多检查吗？可以先开点药回家吃吗？"。医生告诉赵阿姨及其女儿，这些检查是必须做的，只有先明确是什么病才能提供最合适的治疗方案，并不是先吃点药这么简单。

面对来就诊的病人，医生脑袋里面在想什么

面对一个关节疼痛的病人，医生会应用所学知识和工作中积累的经验，罗列出能导致病人所述症状的最常见的几种疾病，并通过一定的查体和客观检查，证实某种疾病的存在。若查体、检查与所判断的疾病不相符，那么还要找寻能导致病人种种症状的其他可能，再做进一步的检查来证实，然后再根据病情轻重缓急的情况进行相应后续治疗。

怀疑得了骨性关节炎，一般需要做哪些辅助检查

当医生怀疑病人存在骨性关节炎时，首先会让病人做X线检查。X线检查是诊断骨性关节炎的首选影像学检查，也是明确临床诊断的"金标准"。但是X线片在骨性关节炎的早期常常无明显异常，往往需要数年后才会出现典型表现，所以有时医生为了能够早期诊断或者为了与其他疾病相鉴别，会让病人做CT和磁共振检查。

同时，医生还会开具血常规、血沉、C反应蛋白、类风湿因子等检查项目。

Part 2　诊断骨性关节炎

X线、CT、磁共振检查在骨性关节炎的诊断中有什么区别

　　X线检查是诊断骨性关节炎的首选影像学检查，也能对骨性关节炎的严重程度进行分级；但是X线检查对于早期的病变常常识别不了，缺乏敏感性。CT检查能够更加清晰地显示关节的病变，多用于早期诊断和鉴别诊断。磁共振对于早期骨性关节炎的临床诊断更有价值，表现为受累关节的软骨厚度变薄、缺损，骨髓水肿，半月板损伤及变性，关节积液及腘窝囊肿等。由于磁共振检查的费用相对较贵，其在诊断骨性关节炎中并不常用。

　　需要注意的是，影像学表现的严重程度与临床表现的严重程度是没有严格的相关性的。我们经常遇到部分病人有典型的骨性关节炎的症状，却仅有轻微的影像学改变；还有一部分病人关节的影像学改变十分明显，却无典型的临床症状。

骨性关节炎与类风湿关节炎是一回事吗

　　骨性关节炎与类风湿关节炎是两种完全不同的疾病。在生活中，人们常常将气候或者季节变换等诱因引起的关节疼痛认为是风湿引起的，这种观念是错误的。骨性关节炎也极易被误诊为类风湿关节炎，从而导致治疗方案不当。

骨性关节炎是一种以关节软骨退变和继发性骨质增生为特征的慢性关节疾病，主要病变为关节软骨变性和增生；而类风湿关节炎是以侵蚀性、对称性、多滑膜关节炎和关节外病变为主要表现的慢性、全身性自身免疫疾病，主要为关节滑膜的慢性炎症。

为什么骨头上会长"骨刺"

我们在电视广告中经常可以听到长"骨刺"引起严重疾病的说法，那"骨刺"到底是什么呢？"骨刺"是俗称，更科学的说法应该是"骨赘"。随着关节老化，维持关节稳定的肌肉、韧带等结构变得松弛，关节力学发生变化，骨膜受到刺激，从而促进新骨生成，形成了骨赘。

骨性关节炎早期会有哪些信号呢

（1）关节疼痛：疼痛缓慢发展，严重时可呈持续性，甚至出现撕裂样或针刺样疼痛，休息后也不能缓解，且常有夜间睡觉痛醒的情况。休息痛或夜间痛是急性发作期最明显的特点。

（2）关节活动受限：如果是上肢的骨性关节炎，可能会影响穿衣、扣纽扣、梳头、拿碗筷、执笔及做家务等。而下肢的骨性关节炎则会影响起身、站立及行走等。

（3）关节肿胀：如果感到握拳不紧、下蹲困难、戒指脱不下、手表戴不上、手伸不进旧手套、脚穿不进旧鞋等，这些都提示有明显的关节肿胀。

因此，当关节出现不舒服、不灵活、疼痛、僵硬、肿胀时，应该及时到正规医院接受专科医生的诊断和治疗。

Part 3 骨性关节炎的西医治疗

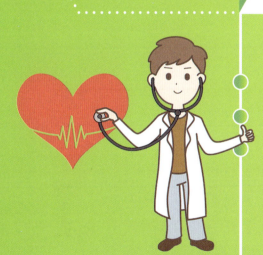

1. 骨性关节炎的基础治疗
2. 骨性关节炎的药物治疗
3. 骨性关节炎的手术治疗

1 骨性关节炎的基础治疗

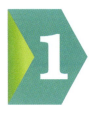

 临床上如何治疗骨性关节炎

骨性关节炎确诊后，医生会根据病人的年龄、性别、体重、自身危险因素，以及病变关节的症状、体征和功能障碍的差异制订不同的治疗计划。一般包括非药物治疗、药物治疗和外科手术治疗三个方面。

 骨性关节炎可以治愈吗

骨性关节炎是不能治愈的。骨性关节炎的发展是一个不可逆的过程，随着患病时间延长，骨关节磨损和病变逐渐加重，表现为关节软骨局灶病变、软骨下骨反应性肥厚和关节边缘的骨赘形成。虽然目前医生不能逆转骨性关节炎的过程，但是能通过各种手段控制病情的发展，减轻或者消除疼痛，提高病人的生活质量。

Part 3　骨性关节炎的西医治疗

 骨性关节炎病人应该如何配合医生治疗

（1）首先需要有良好的心态，要知道医生治疗的目的是为了提高生活质量，不是彻底治愈疾病。所以要解除思想压力，树立乐观的心态，积极配合医生的治疗。

（2）合理饮食，以清淡饮食为主，但是要富含钙质和多种维生素。

（3）注意日常生活和工作的习惯，避免长时间保持一个体位或者长时间重复一个动作。

（4）注意关节部位的保暖。

（5）肥胖者需要减肥，减少关节的负荷。

（6）适度的体育锻炼。

 骨性关节炎的非药物治疗方法有哪些

非药物治疗在骨性关节炎的治疗中处于核心和基础地位，包括病人健康教育、运动治疗、物理治疗和行动支持治疗等，适用于所有骨性关节炎病人。

2 骨性关节炎的药物治疗

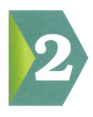

什么情况下需要开始药物治疗

骨性关节炎病人通过基础治疗后,疼痛缓解仍不明显,则需要开始药物治疗。选择何种药物或联合哪种治疗往往是因人而异的。虽然医生希望药物治疗能够刺激新的软骨生成或者改变导致表层软骨破坏的自然过程,但是目前绝大多数的疗法仍属于对症治疗,通过减轻或者消除疼痛,减轻病人的痛苦,提高病人的生活质量。所以,改变不良的生活及工作习惯、减轻体重、适度锻炼等基础治疗尤为重要,是治疗骨性关节炎的核心和基础。

骨性关节炎局部外用药物有哪些注意事项

骨性关节炎局部外用药物主要是非甾体抗炎药物和辣椒碱。非甾体抗炎药外用制剂可迅速、有效缓解关节的轻、中度疼痛,其不良反应较轻,可与口服药物联用控制中、重度疼痛。辣椒碱通过消耗局部感觉神经末梢的P物质,减轻关节疼痛。需要注意的是,外用药物仅用于完整的皮肤,不能用于皮肤有破损的部位;使用后要立即用肥皂洗手,不能与眼睛和黏膜接触;如果使用1周疼痛还没有缓解,则应该到医院进行进一步的治疗。

Part 3　骨性关节炎的西医治疗

骨性关节炎治疗中关节腔内注射药物有效果吗

关节腔内注射药物大多只能短期缓解症状，不能阻止疾病的进展。临床上最常用的注射药物分别是糖皮质激素和玻璃酸钠（透明质酸钠）。

关节腔内能同时注射糖皮质激素和玻璃酸钠吗

关节腔内能同时注射糖皮质激素和玻璃酸钠，并且联合用药会比单独使用糖皮质激素或玻璃酸钠治疗效果更好，症状改善更快。一般认为，使用糖皮质激素治疗起效快但是作用时间有限，而使用玻璃酸钠治疗起效慢但是维持时间长。

关节营养药物有哪些

常见的关节营养药物包括氨基葡萄糖、硫酸软骨素、维生素A、维生素C、维生素D、维生素E等。

补钙可以治疗骨性关节炎吗

骨性关节炎最初的过程是关节软骨的病变，是关节软骨中蛋白多糖和胶原纤维的流失。补钙只是针对骨质疏松症的预防和治疗，所以补钙对于治疗骨性关节炎没有直接作用。但是，关节软骨的部分营养物质来源于关节软骨下的骨质，所以骨质健康对于关节软骨是有好处的，补钙对于治疗骨性关节炎有一定的间接作用。

3 骨性关节炎的手术治疗

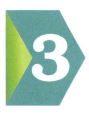

什么情况下需要手术治疗呢

骨性关节炎可以引起明显的疼痛和关节功能丧失，对于保守治疗后仍然存在明显疼痛和关节功能障碍的病人，手术治疗是不错的选择。

Part 3 骨性关节炎的西医治疗

病人在手术前需要做好哪些准备

（1）保持积极乐观的心态：目前各种治疗骨性关节炎的手术技术已经相当成熟，治疗效果比较明确，关节假体等治疗耗材也在不断发展进步；因此选择手术治疗的病人应该坚定战胜疾病的信心，保持乐观的心态，积极配合治疗。

（2）调整自身的身体状态：积极配合手术前的检查，在专业医生指导下积极治疗或控制原有的基础疾病。

（3）采取有针对性的锻炼：听从专业医生指导，积极进行必要的功能锻炼。

（4）其他：注意保持手术局部皮肤完整及清洁，避免局部损伤及过敏等异常情况。如果有关节腔内药物注射治疗史，应至少在药物注射3个月后再进行手术治疗。

骨性关节炎手术治疗的方法有哪些

骨性关节炎的外科手术治疗包括关节软骨修复术、关节镜下清理手术、截骨术、关节融合术及人工关节置换术等，适用于非手术治疗无效、影响正常生活的病人。手术的目的是减轻或消除病人的疼痛症状、改善关节功能和矫正畸形。

腰椎骨性关节炎会引起哪些相关疾病

腰椎骨性关节炎是腰椎退行性变的一个方面，是每个人都会经历的生命过程，无法避免。腰痛和腰椎退行性变普遍存在，伴有从轻度不适到严重疼痛的症状。腰椎退行性变主要包括腰椎间盘突出症、腰椎管狭窄症、腰椎滑脱症、脊柱退行性侧凸畸形等。手术的主要目的是彻底解除神经压迫，恢复腰椎稳定性。

 骨性关节炎病人手术治疗后需要注意什么

（1）手术后应积极配合医护人员进行关节功能锻炼。日常生活中应注意加强关节周围力量及协调性训练，尽可能恢复关节的正常活动功能并保持关节稳定性。

（2）手术治疗后应定期到医院复诊，定期检查手术后关节的各项功能情况，并了解手术后各阶段活动或锻炼的要求及注意事项。

（3）使用局部外用药物或局部物理治疗时一定要避免引起手术后关节感染等情况。

（4）手术治疗后仍应注意保持健康的生活方式，如戒烟戒酒、控制体重、适度活动、注意保暖等。

Part 4 骨性关节炎的中医治疗

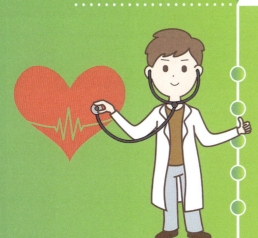

1. 中医眼中的骨性关节炎
2. 中药外治方法多
3. 推拿疗法
4. 艾灸疗法
5. 刮痧疗法

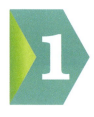 中医眼中的骨性关节炎

中医对骨性关节炎的认识

中医并无"骨性关节炎"的说法,而《黄帝内经》对其临床表现早有描述,它属于中医"痹证"范畴。痹证是由于风、寒、湿、热等外邪侵袭人体,闭阻经络,气血运行不畅所导致的以肌肉、筋骨、关节发生酸楚、疼痛、麻木、重着,或关节屈伸不利、僵硬、肿大、变形等为主要症状的病证。

中医治疗骨性关节炎的优势

中医"痹证"的防治思路,基于博大精深的中医"治未病"的学术思想,经过千百年来众多医家临床实践不断探究、理论运用、科学发展,最终形成理论体系。"痹证"防治包含预防、保健、治疗、康复等健康理念系统防治体系。

治"痹证"既提倡"未病先防",又注重"既病防变",防中有治,治中有防,引导痹证临床转归沿着"未病防发—既病防变—病愈防复"的良性循环发展。

2 中药外治方法多

中药外敷

中药外敷是指将具有温经散寒、除湿通络、活血化瘀的中药研成粉状，调以黄酒、姜汁或温热水，配制成稠膏，涂抹于身体的患部或穴位上。通过药包的热蒸汽使局部的毛细血管扩张，血液循环加速，利用其温热透过皮肤，直接作用于患病部位，以达到温经散寒、除湿、消肿止痛的治疗效果。

中药熏洗法

中药熏洗法是指在热传导以及气化作用下，使中药以离子的形式渗入皮肤直达病所的方法。现代研究表明，中药熏洗法具有促进局部毛细血管扩张，改善局部组织营养，缓解肌肉痉挛，以及促进局部炎性物质吸收等作用。

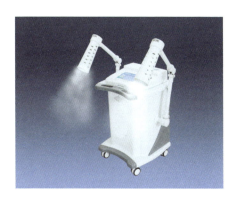

中药足浴

中药足浴是指将适合病人的中药配方煎煮后，将药汁倒入足浴桶中进行足浴。

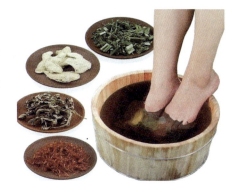

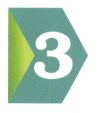

3 推拿疗法

什么是推拿

推拿是古老的治伤方法，是中医治病的一种重要手段。推拿又称"按摩"，是医生用双手在病人身上施加不同的力量、技巧和功力，刺激某些特定的部位来改善或恢复人体功能的一种方法。运用

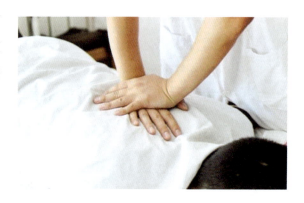

推、拿、按、摩、揉、捏、点、拍等形式多样的手法和不同的力道，达到疏通经络、运行气血、活血止痛、祛风除湿的疗效。推拿治疗在临床上常应用于颈肩腰腿关节、肌肉、韧带等病变。

了解"经络"与"腧穴"

经络是人体运行气血，联系脏腑、体表及全身各部的通道，是人体功能的调控系统。腧穴又称穴位。腧穴是人体脏腑经络之气血输注、会聚于体表的部位。腧穴既是疾病的反应点，又是针灸推拿等治疗的施术部位。

经络犹如火车的铁轨，穴位则为其线路上的一个个车站。

经络与腧穴对推拿治疗的意义

经络学说在临床上可用于解释病理变化、协助疾病诊断、指导临床治

疗。经络腧穴理论对指导推拿治疗具有十分重要的意义。推拿主要是根据某一经络或某一脏腑的病变，在病变的附近或按经脉循行部位取穴，通过手法刺激，调整经络气血的功能，从而达到治病的目的。

常用的推拿手法

家庭骨性关节炎推拿常用的手法有推擦、点穴、按揉、弹拨、拍击、牵拉以及活动关节的各种方法。

艾灸疗法

什么是艾灸疗法

艾灸是我国古老的养生方法，已经有数千年的历史。艾灸是利用艾叶作为原料，制成艾炷或艾条，然后在选定的穴位上用各种不同的方法燃烧，直

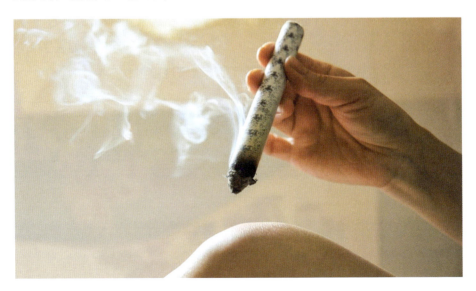

接或间接施以适当的温热刺激,通过经络的传导,调整气血和脏腑的功能。艾灸具有温经散寒、行气活血、通络止痛、扶阳固脱、防病保健的作用。

艾灸适应证

艾灸对骨关节痹症和慢性虚弱性疾病尤为适宜。对于骨关节痹症,风、寒、湿邪为患的寒证、虚证和瘀证,都可以用艾灸来治疗。

艾灸注意事项

艾灸时,应选择空气流通、温度适宜的环境。艾灸过程中要防止燃烧的艾绒脱落烧伤皮肤。施灸后,局部皮肤出现微红、灼热属于正常现象,无须处理。

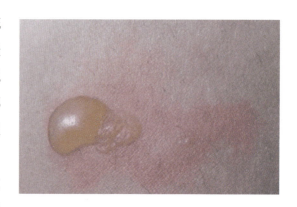

如因施灸过量、时间过长,局部出现小水疱,注意不要刺破小水疱,要保持清洁干燥,避免衣服刮擦,任其自然吸收。水疱较大者,可消毒后用无菌针挑破水疱,放出水液,或用注射针抽出水液,再涂以烫伤膏,并用纱布包敷,防止感染,待其自然愈合。严重的需要去医院处理。艾灸后不宜立即冲澡、游泳、进食生冷或辛辣食物。

> **小贴士**
>
> 艾灸简单易行,对一般的骨性关节炎多有良好的效果。但如果您还是觉得艾灸操作难以掌握,或者自我艾灸后疗效不佳,建议及时去医院接受专业的艾灸治疗。

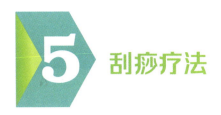

刮痧疗法

什么是刮痧疗法

刮痧疗法具有通经透络，行气活血，通痹止痛，濡养筋脉，缓急解痉等功能。根据现代医学分析，本疗法首先作用于神经系统，借助神经末梢的传导以加强人体的防御功能。其次作用于循环系统，使血液回流加快，循环增强；最后使淋巴液的循环加快，新陈代谢旺盛。有研究表明，刮痧疗法还有明显的退热镇痛作用。

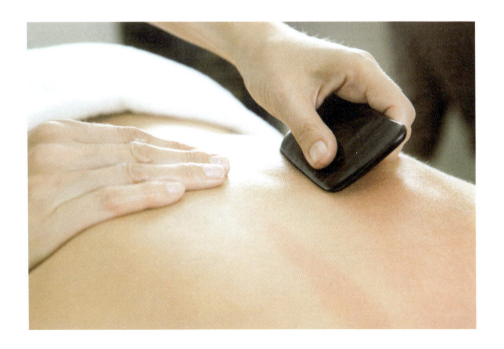

刮痧适应证

刮痧方法简便、操作安全，主要针对疾病早期预防、病后康复、功能性病症以及亚健康症候、减肥美容、消除疲劳、提高功能等。

刮痧操作方法

(1) 先暴露病人的刮痧部位，用干净毛巾蘸肥皂水，将刮痧部位擦洗干净。

(2) **刮痧手法**：操作者用右手拿取操作工具，蘸植物油或清水后，在确定的体表部位，轻轻向下顺刮或从内向外反复刮动，力度逐渐加重，注意要沿同一方向刮，力量要均匀，采用腕力。一般刮10～20次，以出现紫红色斑点或斑块为度。

(3) 一般要求先刮颈项部，再刮脊椎两侧部，然后再刮胸部及四肢部位。

(4) **四肢部位**：从大腿开始向下刮，每次只能刮一个方向，不能像搓澡一样来回地刮，静脉曲张者则需由下往上刮。

(5) 如果有出血性疾病，如血小板减小症者，无论是头部还是其他部位都不能刮痧。如果有神经衰弱，最好选择在白天进行头部刮痧。

(6) 刮痧一般需要20分钟左右，或以病人能耐受为度。

Part 5 骨性关节炎的物理治疗

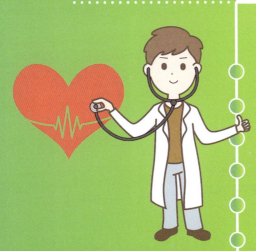

1. 什么是物理治疗？它有什么用
2. "痛、痛、痛"，关节痛怎么办
3. 肌肉萎缩、无力，该怎么训练
4. 肿胀的自我评估与物理治疗
5. 关节不稳——如何自我评估与治疗
6. 关节畸形——如何自我评估与物理治疗

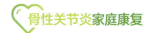

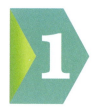 **什么是物理治疗？它有什么用**

物理治疗是现代康复的重要手段，主要利用功能训练、物理因子和手法治疗等手段，改善肢体功能。其中，应用声、光、电、磁、冷、热等物理学因素来治疗疾病的方法称为物理因子治疗，即俗称的理疗。徒手和/或使用器械进行运动训练治疗疾病，恢复或改善功能的方法，称为运动疗法，包括肢体的主动、被动活动，体位转变训练，平衡训练，行走训练等。

病人发生骨性关节炎，往往会伴有关节疼痛、僵硬、肿胀、关节不稳、畸形以及肌肉无力等问题。我们可以借助相关物理治疗来缓解这些症状。

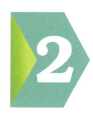 **"痛、痛、痛"，关节痛怎么办**

有哪些物理治疗方法可以缓解疼痛呢

不管是化学性疼痛还是机械性疼痛，都可以使用温热疗法、电疗来缓解。急性期的化学性疼痛可以使用冷疗来处理，机械性疼痛可以使用关节松动来处理。

Part 5 骨性关节炎的物理治疗

温热疗法

温热疗法可以提高疼痛的阈值，放松肌肉，减少肌肉痉挛，促进血管扩张，增加血液循环，促进炎症吸收。通常在家中可以使用的相关热疗设备，有红外线灯、热敷袋、热水袋、热水浴。

红外线灯

灯头距离疼痛部位30～50厘米，自我感觉温热舒适就可以。持续照射30分钟。每天2～3次。

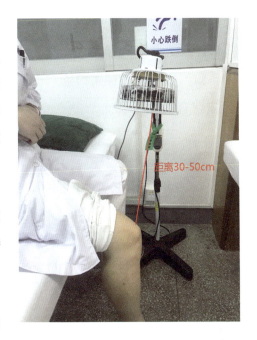

热敷袋

把热敷袋放置在疼痛部位，自我感觉温热舒适就可以。持续30分钟。每天2～3次。

热水浴

可以利用浴缸或浴桶对疼痛部位进行热水浴。浸泡时间持续30分钟，这个过程中水温需维持在39℃～42℃。每天2～3次。

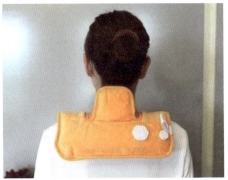

> **小贴士**
>
> 1. 所有温热疗法都应以自我感觉温热、舒适为度，避免高温引起局部皮肤烫伤、起水疱。
> 2. 如果是急性疼痛或类风湿关节炎疼痛，不推荐使用温热疗法。

冷疗

冷疗或冰敷可以降低肌肉紧张度，减轻骨性关节炎导致的肌肉痉挛。类风湿关节炎、骨性关节炎手术后、损伤不严重的初期（48小时内）都可以使用冷疗减轻疼痛，预防和减少出血与肿胀。

冷疗方式

使用冰袋、冰水混合物对疼痛部位进行局部冰敷，或将身体的一部分直接浸入冷水中。一般持续冰敷15～20分钟，每隔2小时重复1次，直到局部肿痛减轻甚至消失。

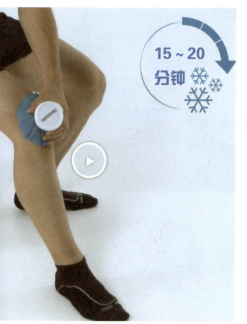

> **小贴士**
> 1. 避免长时间冰敷导致冻疮或神经损伤。
> 2. 注意其他部位的保暖。
> 3. 有糖尿病、外周神经血管病变、低温诱发性荨麻疹、雷诺综合征、严重高血压、心肺肾功能不全、动脉硬化、皮肤感觉障碍、认知功能障碍等不适宜用冰敷的病人应避免使用。

电疗

在家可以使用低频和/或中频电疗来治疗疼痛。一般使用频率在50～150Hz的低频电疗。

> **小贴士**
> 心脏装有起搏器、怀孕妇女、局部皮肤破损、有认知障碍的病人不要使用电疗。

关节松动术

病人发生骨性关节炎后，局部关节增生退化，关节面破坏导致疼痛，这个时候可以通过关节松动术来止痛。关节松动术可以促进关节液流动，改善关节软骨和软骨盘无血管区的营养供应，缓解疼痛，防止骨性关节炎的发生，抑制脊髓和脑干致痛物质的释放，提高痛阈。如果是机械性疼痛，关节松动术的效果比较好。如果是化学性疼痛，关节松动术的效果较差。

关节僵硬，活动不利索怎么办

关节僵硬，活动不利索怎么评估严重程度

病人发生骨性关节炎后，关节、肌肉、韧带出现挛缩、粘连、疼痛、肿胀，或者关节纤维环软骨撕裂后，关节内出现异物（游离体）；长时间制动后，会出现一个或多个关节僵硬，导致身体活动不利，我们需要找专业医生或治疗师进行关节活动度评估，了解自己目前的关节活动情况。每次治疗前后各测量一次关节活动度并进行对比，根据情况调整治疗的强度。

哪些物理治疗方法可以改善关节僵硬

预防胜于治疗，在关节出现挛缩僵硬之前，每天每个关节都要保持2~3次的关节正常活动范围的运动。出现关节僵硬后，临床上一般使用运动疗法来治疗，常用的有牵张训练、摆动训练、自动滑轮训练、持续关节功能牵引、利用器械进行的持续关节被动活动等。

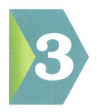

3 肌肉萎缩、无力，该怎么训练

骨性关节炎病人经常会伴有肌肉萎缩、无力的症状。导致骨性关节炎病人肌力下降的原因有很多，常见的有年龄增大、失用性肌萎缩。对此，我们可以自己进行四肢围度（周径）、肌力的评估和训练。

肌肉萎缩的自我评估

四肢围度的评估

常用软尺测量肢体的围度，通过肢体的围度可以了解肌肉萎缩或肿胀的情况。测量时要求尽量放松肌肉，以皮尺在皮肤上可以稍微移动的松紧度为宜。软尺要与四肢的长轴垂直。测量点尽量放在肌肉最粗壮处。左右两边对比，一般左右围度差距在1厘米以上认为存在异常。

肌力的评估

这里介绍徒手肌力测试法。通过触摸、观察肌肉的运动情况、关节的活动范围以及克服阻力的能力来分析肌力的大小。

徒手肌力测试评判标准

肌力分级	评判标准
0级	肌肉无收缩
1级	肌肉可触及收缩，但是关节没有产生运动
2级	去除肢体重力，可做关节全范围的活动
3级	对抗肢体重力，可做关节全范围的活动
4级	抗重力位下，可对抗轻微阻力完成关节全范围运动
5级	抗重力位下，可对抗最大阻力完成关节全范围运动

常见肌群肌力训练方法

根据上述肌力评估结果,选择相应的训练方法。训练量一般为每天2次,每次3~5组,每组重复10~20次。等长收缩时,每天2次,每次3~5组,每组做10次,每次维持3~6秒。训练量合适时,一般训练结束时感觉轻度疲劳,2~3小时后缓解,第2天无不适感。如果第2天出现训练部位疲劳、沉重感,可以适当减少训练量,如每组5~10次,每天做2~3组。等耐力提升后再逐渐增加训练量。

4 肿胀的自我评估与物理治疗

肿胀的自我评估

当我们用指尖按压关节周围的皮肤时,皮肤出现压痕并维持数秒,这就说明局部发生了肿胀。

肿胀的分类

分类	表现
0度	没有肿胀
1度	较正常皮肤肿胀,但皮纹还在
2度	较正常皮肤肿胀,但皮纹消失
3度	出现了张力性水疱

如果还不确定,我们也可以使用皮尺来测量肢体的围度,通过对比双侧肢体的同一水平位置的围度来判断,测量3次取平均值。通过以上自我

评估方法，我们可以了解被测肢体是否发生肿胀。

肿胀的物理治疗

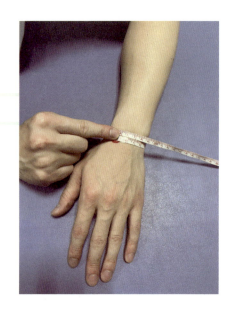

随着生活节奏的加快，很多人身上总会出现这里疼那里疼，家里都会常备一些简单的理疗设备，如热敷袋、冷敷袋等。然而，在肢体发生了肿胀时，是做冷敷好，还是做热敷好呢？

在选择热敷与冷敷之前，首先需要对患侧进行简单评估。我们可以做局部温度的检查：使用红外感应温度计对患侧肿胀局部进行温度检测，看温度是否升高（是否存在炎症反应）。对比双侧肢体同一水平部位的温度差，若温度差≥2℃，说明患侧肢体局部肿胀处于组织修复的炎症期，这时候我们更推荐使用冷敷来抑制过激的炎症反应，从而缓解肿胀。

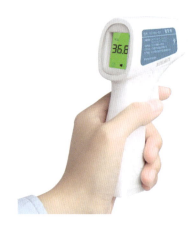

在条件允许的情况下，可用弹性绷带做加压包扎。

急性期不建议用热敷的方法缓解肿胀，因为热刺激会加剧急性炎症反应，但是热敷对慢性炎症有明显的治疗作用。当过了炎症反应期（双侧肢体同一部位的温度差＜2℃），就可以采用热敷处理了。热刺激可以使血管扩张、血管通透性增强，有利于抑制炎症的发展。

肿胀要做什么运动来缓解

合适的运动能够缓解肿胀

我们常说运动是良方。运动可以促进全身血液循环，增加骨骼和肌肉血液供应，促进关节液分泌。正确的运动方法可以牵伸关节周围软组织，维持或改善关节活动度，提高肌力和增强肌耐力。因此，对于骨性关节炎病人来说，正确的运动训练是家庭康复必不可少的项目。

主动关节活动度训练

主动关节活动度训练。鼓励病人在不引起关节疼痛的情况下适当做些主动运动。关节的活动、肌肉的主动收缩，可以使皮下组织产生更多的相对活动，从而改善局部血液循环，缓解患侧关节肿胀。

持续被动关节活动训练

持续被动关节活动训练是一种使用专门的器械使关节进行较长时间的缓慢的被动活动的训练方法。通过对关节做持续缓慢的被动活动，可以促进局部血液循环，改善关节软骨的营养和代谢，有利于关节软骨的修复，从而减缓关节肿胀。

肌肉的等长收缩运动

肌肉的等长收缩运动，是指在不引起关节活动的情况下，有意识地绷紧肌肉并维持一定时间后再放松，可以使肌肉产生比较大的张力。这种训练属于静力训练，不仅不会对关节造成损伤，还可以有效地训练关节以及关节周围的肌肉。

下肢关节的等长收缩运动

以膝关节肿胀病人为例，鼓励病人从肢体远端的关节开始活动，慢慢到近端的关节。譬如先是踝泵运动，病人身体仰躺，保持下肢膝盖伸直，脚踝向上勾起至踝关节的终末端保持10秒，然后放松脚踝向下踩至关节的终末端再保持10秒。重复10次为1组，每次训练10组。

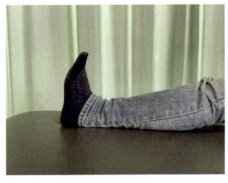 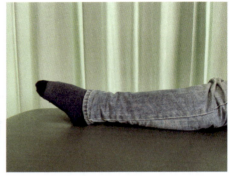

紧接着开始做膝关节的活动，同样保持膝关节伸直（膝关节下可垫小毛巾），脚踝向上勾起至关节的终末端，然后用力绷紧膝盖保持10秒，接着放松。同样重复10次为1组，每次训练10组。最后一个动作就是在前面动作的基础上（脚踝向上勾起至踝关节的终末端，同时绷紧膝盖大腿前侧的肌肉）保持膝盖伸直抬离床面20~30度，每次保持10秒。每组10次，每次重复10组。

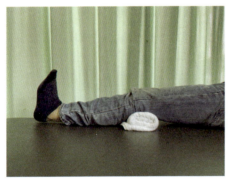 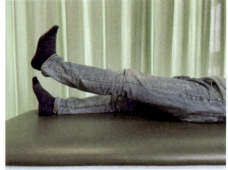

肿胀肢体如何摆放

对于四肢关节肿胀的病人，只需将肿胀的肢体抬高（高于心脏水平），通过重力的作用促进静脉回流和淋巴回流，就可以减轻肢体肿胀。

Part 5 骨性关节炎的物理治疗

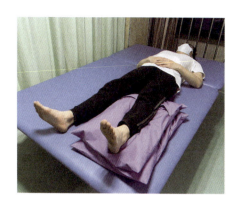

下肢抬高：病人仰卧位，用枕头垫于下肢或将下肢悬吊于高于心脏 20 厘米的位置，注意髋关节需稍稍往外打开，膝关节腘窝处不可以悬空，如果是用枕头垫，枕头需垫到腘窝的位置，可以微微弯曲膝盖，脚趾朝上。

上肢抬高：可以用枕头垫或悬吊的方法进行。病人仰卧位，肩膀往外打开 45 度，抬高 30 度，肘关节微弯曲，腕关节背伸 20～30 度，手指头微弯曲或者让病人手里握着小毛巾（避免腕关节下垂，尤其腕关节已经有明显肿胀时）。

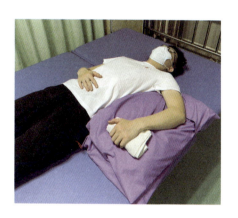

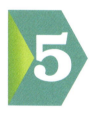 关节不稳——如何自我评估与治疗

关节不稳的表现

关节不稳主要表现为关节面之间的相对运动超出了正常范围，即我们常说的关节松动、松弛，有关节的错动感，导致关节失去正常的支撑功能，从而严重影响我们的日常生活。关节不稳包括机械性不稳和功能性不稳。

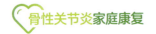

关节不稳什么运动不能做

避免剧烈运动

关节不稳要避免剧烈运动,如球类运动以及对抗性强的下肢运动等,甚至跑步、登山、徒步远行也是不建议的。这些剧烈运动不但会增加关节扭伤的风险,而且会加重软骨磨损,摩擦力过大,炎症就会加重。

改变不良的生活方式和运动形式

在日常生活中,不要长时间处于一种姿势,绝大多数的骨性关节炎都发生在膝关节,所以不要盲目地做屈伸膝关节、揉按髌骨、抖晃膝关节等运动。

另外,还要特别注意避免关节的机械性损伤,尽量减少关节的负重和磨损,如膝、踝关节的骨性关节炎病人平时要尽量避免上、下楼梯,避免长时间下蹲、站立、跪坐、提很重的东西走远路,因为这些活动会造成关节负担过重,尤其在关节肿胀时更应避免。

为了达到锻炼身体的目的,病人可以选择游泳、骑车、做体操等关节负重较轻的运动。要学会"省着用"自己的关节。

关节不稳如何训练

训练肌肉力量是提高机体平衡协调能力、保持关节稳定的基础。肌力训练是增强肌力的主要方法。

下肢肌群肌力训练方法

交替抬腿训练

病人仰卧位,双手放在身体两侧,双腿伸直。两腿交替抬高,高度达到另一只脚的脚尖即可，可以感到大腿肌肉的收缩、绷紧，每次抬起和放下的时间控制在6~9秒。每次可反复练习5~10分钟。

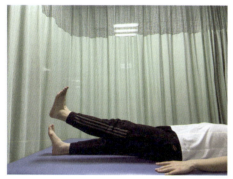
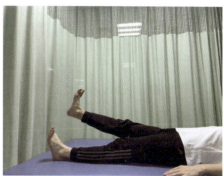

靠墙静蹲训练

病人背靠墙，双脚、双膝与肩同宽，脚尖向前，重心置于患侧足部，自行掌握下蹲深度，基本控制在可在2分钟左右达到充分疲劳的程度，间隔不超过10秒。每组连续5~10次，每天2组。如果患肢存在软骨损伤，并在运动中出现疼痛感，可以通过上下微调角度的方式避开损伤区域。

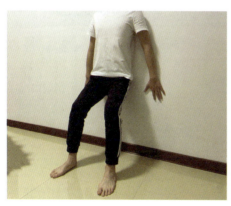
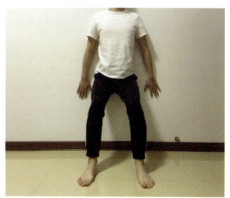

抗阻伸膝训练

病人坐在床边，患侧脚踝负重，在完全伸直至70度范围内进行抗阻伸膝训练，所负重量以在重复动作10~15次可达充分疲劳且不产生疼痛感为宜，出现疼痛时应停止，适当延长停顿的时间以加强训练效果。每做

10~15次休息半分钟。每组60~90次,每天2组。

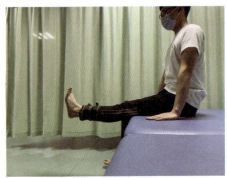
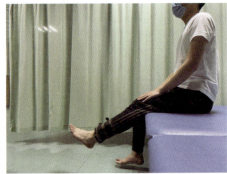

躯干力量训练

在进行躯干力量训练时,可以选择从多点支撑到少点支撑,从静态练习到动态练习,从稳定支撑状态到不稳定支撑状态,进行针对性训练。

仰卧搭桥

病人仰躺,膝盖弯曲90度,双手平放于躯干两侧,利用躯干力量将臀部抬离床面,并保持大腿与躯干呈一条直线。每次保持30秒。每组10次,每天2组。难度进阶,可以双手抱于胸前或者胸背部下垫软垫,然后做抬臀运动。

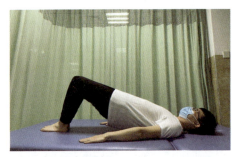
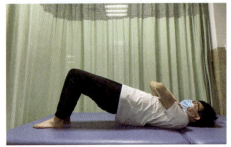
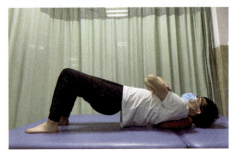

6 关节畸形——如何自我评估与物理治疗

关节畸形的自我评估

关节畸形是指关节失去正常的外形及轮廓，功能也出现异常或丧失。骨性关节炎病人，开始时可出现关节肿胀、疼痛、晨僵与活动受限。随着病情的发展，关节力量逐渐下降，到晚期会出现不同程度的关节畸形。

对病人姿势或结构的检查是对关节畸形的一种静态观察，可以获得有关病人姿势体态的基本信息。正常的姿势是由强壮完整、能自由活动的肌骨关节，重力线的准确对位和良好的平衡性来维持的。骨性关节炎产生的关节畸形，将导致病人姿势体态的异常。

关节畸形矫正训练

关节畸形矫正训练主要包括软组织牵伸、肌力训练，以及医疗体操等。

对于一些老年病人，关节畸形程度较轻又不愿意接受手术治疗，可以到康复科进行保守治疗。医生通过系统评估，会给他们制订详细的康复治疗计划，延缓关节退变。康复治疗包括手法治疗、理疗、佩戴矫形支具以及矫正性康复训练等。如果关节畸形已经比较严重了，并且保守治疗效果不好，再考虑通过手术干预来缓解症状。

选择合适的矫形器和辅具

矫形器又称矫形支具，是根据生物力学原理，用于改变神经肌肉和骨骼系统的功能特性或结构的体外装置。病人可通过佩戴矫形器改善关节受力状况，从而改善受累关节力学环境，以此缓解症状，提高生活质量。

Part 6

饮食和运动对骨性关节炎的影响

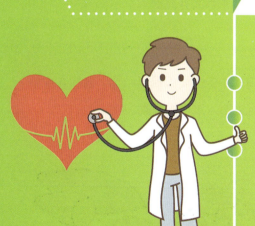

1. 饮食结构有哪些讲究
2. 日常生活要注意什么
3. 锻炼有哪些要求

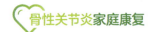

1 饮食结构有哪些讲究

我们常说的膳食营养是什么

随着人们生活水平的提高,大家吃得越来越好,也越来越精细。许多慢性病的发生、发展及加重与饮食习惯密切相关,部分肿瘤的发生也和长期不健康的饮食习惯有关。科学研究发现,合理膳食、营养干预对各类疾病的预防和治疗都有着非常重要的作用。

骨性关节炎人群在日常饮食中应注重食物的多样性,总体的要求是膳食营养涵盖日常基本能量摄入,蛋白质和维生素类补充摄入。

谷类推荐方案

谷类一直以来都是平衡膳食营养模式中的主要能量供给物。营养专家推荐谷薯杂粮每天摄入250~400克,避免摄入过多的糖类。

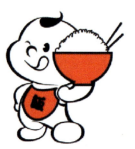 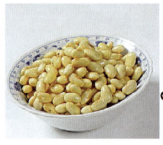 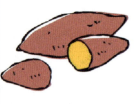

蔬菜、奶类、坚果和水果怎么选

蔬菜、奶类、坚果和水果是膳食营养平衡的重要组成部分。我们要科学

Part 6 饮食和运动对骨性关节炎的影响

合理地食用。任何蔬菜，尤其是深色叶子的蔬菜，建议每餐都保证有足够的分量，但也不提倡超大量食用，要量力而行。日常零食中加一把坚果能补充微量元素，如腰果、核桃、碧根果、杏仁、开心果、花生等。

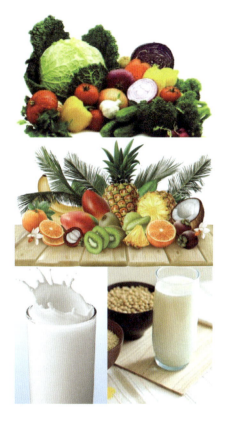

餐餐要吃，推荐每天 300～500 克

天天要吃，推荐每天 200～350 克

日日得有，推荐每天 300 克左右

禽、鱼、蛋和肉怎么选

禽、鱼、蛋和肉可为人体提供日常所需的优质蛋白等必需的物质和元素。营养专家推荐成人每周摄入蛋类 200～250 克，鱼类 280～525 克，肉类和禽类 280～525 克。食材选择遵循的原则是鲜鱼、活禽、瘦肉。那么，优质蛋白我们应该选哪些呢？

优质蛋白推荐方案

方案一	动物蛋白类1：鱼虾贝肉，去皮的鸡鸭禽肉或牛羊猪的瘦肉
方案二	动物蛋白类2：水煮蛋、蒸蛋羹或荷包蛋（鸡蛋、鸭蛋、鹅蛋）
方案三	植物蛋白类：鹰嘴豆、豆腐或豆干

总体来说，得了骨性关节炎，需注意控糖，限油脂，少盐。适当饮茶、饮水。营养专家推荐成人每天食盐用量＜6克，食用油＜30克，养成清淡饮食的习惯。此外，保证每天足量饮水，以白开水或淡茶水为宜，避免饮浓茶。含糖饮料尽量少喝，甚至不喝。

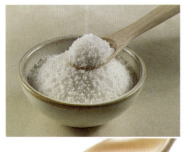

食盐每天不超过6克

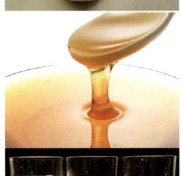

食用油每天不超过30克

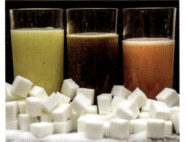

每天摄糖不超过50克

得了骨性关节炎后为什么不推荐吸烟饮酒

有研究表明，长期饮酒影响肝脏和肾脏的代谢功能，因此不建议骨性关节炎病人饮酒，特别是患有痛风的人群，饮酒会导致关节周围尿酸蓄积，进而诱发关节炎导致关节疼痛、活动障碍，加重炎症。患有骨性关节炎的病人，虽然并没有同时得肝脏疾病或痛风，但在饮酒上仍需严格控制，避免醉酒。

烟草中的尼古丁、烟碱和焦油等多种有害物质会影响小血管的供血功能，从而影响关节周围组织供血和关节软骨的养分供给，不利于疾病的恢复。因此，对于骨性关节炎病人而言，吸烟有百害而无一利。

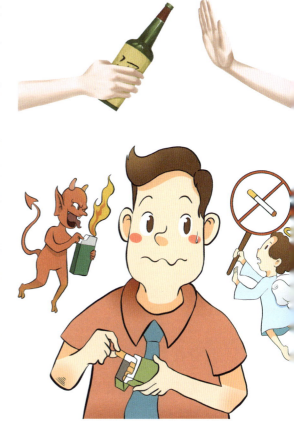

2 日常生活要注意什么

骨性关节炎病人在气候变化时要注意什么

季节交替变化，空气中温度和湿度的改变对骨性关节炎病人都有一定的影响，病人要警惕。中医认为不同季节都有各自的保养特点。

(1) 春季是万物复苏生长、阳气升发的季节，应当以养阳和促进机体新陈代谢为主。可外出踏青郊游。但乍暖还寒时要注意一天中温度的变化，适度保暖，饮食以温热为宜。

(2) 夏季是万物繁茂、天气炎热的季节，应当以养阳养生为主。尽量在傍晚或清晨进行适度运动。建议早睡早起、适当午睡、饮食清淡，忌食生冷食物。

(3) 秋季天气转冷、干燥，要及时添加衣物，保持室内温湿度适宜。多吃新鲜水果和蔬菜，及时补充充足的水分。另外，要注意适度锻炼。

(4) 冬季天气寒冷，要做好保暖措施，更要保证充足的睡眠。吃热食对抗寒冷，不宜吃辛辣、油炸和高热量食物。冬季也需要在室内进行适当的运动锻炼，而锻炼方式及强度可以根据自身情况而定。

骨性关节炎病人在日常生活中需要注意哪些

骨性关节炎主要是关节软骨局部发生软化、磨损、纤维化、皲裂、溃疡，甚至脱失，随后出现关节软骨的继发性骨质疏松和增生硬化，长期不适当的活动和不良姿势往往导致关节囊及其周围肌肉也随之发生改变，使关节面上的生物应力失去平衡，从而形成恶性循环，不断加重骨性关节炎。

因此，骨性关节炎病人日常生活中不恰当的行为和姿势会加重关节的退变和损伤。而科学合理的运动锻炼对延缓关节失用性骨质疏松和促进关节功能恢复有着十分重要的作用。

骨性关节炎病人需要控制体重吗

目前科学研究发现，肥胖或超重是骨性关节炎发生、发展的危险因素，

Part 6 饮食和运动对骨性关节炎的影响

肥胖和膝关节骨性关节炎的发病之间有着正相关性。因此，对于骨性关节炎病人，应合理控制体重，降低体内脂肪含量，避免超重及肥胖。控制自身体重和增强关节周围肌肉锻炼对于缓解关节疼痛、关节僵直和维持关节稳定十分重要。控制体重不是强调不吃不喝，也不是疯狂地运动，而是科学合理地调理饮食和日常生活中有意识地改善个人行为。

饮食调理

细嚼慢咽，切勿暴饮暴食；清淡饮食，忌吃高热量和油炸食物；不挑食不偏食，少吃零食，避免晚餐过饱和睡前进食。

日常行为

过度健身可能会造成下肢关节的慢性损伤，要避免剧烈运动，每天坚持合理运动1小时，以自己感到疲劳为宜。运动一定要适量，不建议长时间快走、慢跑或长时间蹬自行车。推荐进行平躺抬腿等运动。喜欢慢走的人则以不超过万步为佳，应当减少看电视和玩电子游戏等静坐或静卧的时间。另外，传统锻炼如八段锦、五禽戏、太极拳和一些健康操都是适合骨性关节炎病人日常锻炼的方法。

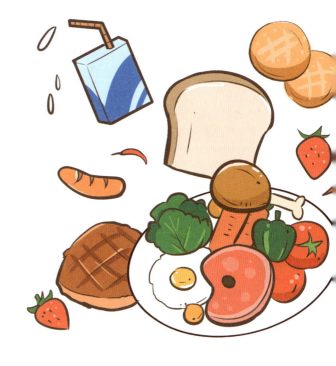

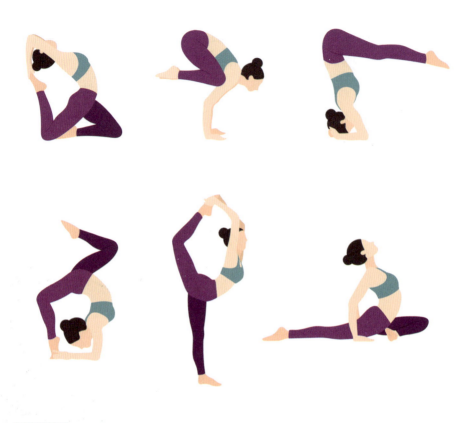

3 锻炼有哪些要求

骨性关节炎病人锻炼有哪些要求

骨性关节炎病人对运动方式、时间都有要求。把握好运动的量、运动持续时间以及合适的运动方式尤为重要。对于一些中老年人，运动量不能过大，也不能太剧烈，单次运动时间不宜过长；中青年人群，且无严重高血压、冠心病和呼吸系统疾病者，可选择游泳、散步、骑行和腰腿部肌肉锻炼等运动方式。

Part 6　饮食和运动对骨性关节炎的影响

游泳

　　游泳是一种关节不负重的运动，既可以锻炼肌肉，又不损伤关节软骨，适合有骨性关节炎的人群。但是每次锻炼的时间不要过长，不要太累，还要注意水温适宜。

散步

　　短时间及短距离散步是一种较好的运动方式。每次散步的时间不宜过长，应避免单次长时间、高强度的散步对膝关节软骨造成慢性损伤。建议每天走1小时左右或每天6000～10000步。

腰腿部肌肉锻炼

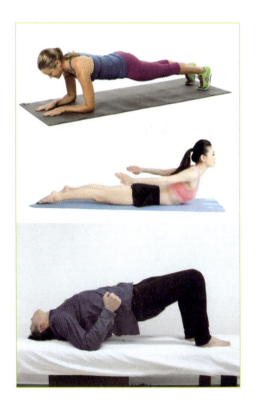

　　腰腿部肌肉锻炼方法包括平板支撑、飞燕式和五点支撑法等。腿部肌肉锻炼可以双腿分开进行。先锻炼一条腿。要求腿伸直，脚尖绷直保持10秒，然后脚尖向上勾，再保持10秒，当小腿有紧张感时，放下腿，换另外一条腿进行。每天晨起或入睡前各做15分钟。

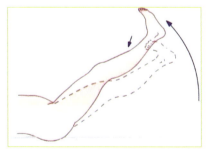

骑行

　　骑行也是一种关节不负重的运动，膝关节的受力程度相对较轻，同时还可以保持膝关节的活动度，使得肌肉的力量增强，但并不是所有的骨性关节炎病人都适合进行骑行锻炼，尤其是伴膝踝关节周围肌肉韧带损伤或者接受手术治疗的病人，我们建议咨询骨科医生后合理骑行。

骨性关节炎病人锻炼有哪些推荐

骨性关节炎病人主要以中老年人为主，他们主要的户外运动方式有太极拳、八段锦、五禽戏和健康操。而骨性关节炎好发关节多以膝关节为主，踝髋关节及脊柱小关节次之，肘关节及腕关节少见。因此，不同部位的关节炎人群对上述4类流行运动有不同的要求。值得注意的是，要根据自身实际情况进行有效合理的锻炼，关节炎急性期不能锻炼，避免加重关节疼痛和损伤。对于骨性关节炎晚期病人，先咨询专科医生，如骨科医生或康复医生后再进行合理、有效的锻炼。

不同部位骨性关节炎常见户外运动推荐指数

部位	太极拳	八段锦	五禽戏	健康操
膝关节	★	★	★	☆
髋关节	★	★	★	★
踝关节	★	★	★	☆
肘关节	★	★	★	★
腕关节	★	★	★	★
脊柱小关节	★	★	★	★

说明：★推荐，☆不推荐

Part 7 骨性关节炎手术后养护大全

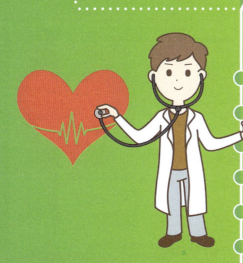

1. 颈椎手术后如何解除安全"颈"告
2. 胸椎手术后健康之路
3. 腰椎手术后的自我康复疗法
4. 髋关节手术后保养手册
5. 膝关节手术后最佳守护计划
6. 肩关节手术后养护全攻略

随着年龄的增长,人体各器官会逐渐老化,这是自然现象,就如同人老了脸上会长皱纹、头发会变白一样,是不可抗拒的自然规律。

关节也会由于机体的生理性老化等多种因素而出现老化、退化的现象。骨性关节炎是中老年人群的多发疾病之一。一旦出现骨性关节炎,一定要及时采取有效的治疗方案进行干预。及时的干预能延缓疾病的发展,从而延长关节的使用寿命,并且提高病人的生活质量。

目前常用的治疗方法包括物理治疗、药物治疗、中医治疗、手术治疗等。特别是手术治疗后有很多方面都需要注意,因此了解手术后的养护知识非常重要。只有掌握手术后养护的各种知识,病人才能更快更好地恢复健康,享受美好的生活。

1 颈椎手术后如何解除安全"颈"告

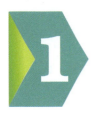

可能我们绝大多数人都经历过颈肩痛,一般来说颈椎疾病要先采用保守治疗,保守治疗不能缓解症状,且神经症状加重时才考虑手术治疗。手术治疗的目的一是解除神经受压,二是解决脊柱支撑功能不足。并且颈椎手术后的自我保健和平时的预防也是很重要的。那么颈椎手术后应该如何解除安全"颈"告呢?

Part 7 骨性关节炎手术后养护大全

颈椎手术后脖子还可以活动吗

颈椎手术后可能很多人由于担心、害怕加重病情而不敢动脖子，如果长期不动，会造成颈部肌肉僵硬，血液循环不畅。手术后还是应该适当活动的。活动时注意保持头颈部中立位，动作宜缓慢、循序渐进，避免颈椎过屈、过伸和扭转动作。

应该怎么吃呢

颈椎手术后的饮食调理对疾病的恢复起着积极作用。合理饮食要注意以下几个方面。

(1) 手术后4小时就可以喝水、喝果汁。如果没有不适的感觉，手术后就可以进半流食，包括稀饭、汤面条等。但是不要喝牛奶，因为手术后胃肠蠕动功能减弱，而牛奶又不太容易消化，在胃里积存时间稍长后容易引发胀肚、反酸等不适感。做完手术24小时以后，就可以恢复正常饮食了。

(2) 颈椎前路手术的病人在手术后24小时后可采用冷流质饮食，这样有利于减少咽部充血，同时减轻因咀嚼食物而牵拉伤口和摩擦咽部所导致的疼痛。

(3) 一般病人可以先吃一些易消化的流质饮食，然后逐渐向半流质及普通食物过渡，可以适当进食优质蛋白质、富含胶原钙质及维生素的食物，如瘦肉、鸡蛋、豆制品、新鲜的蔬菜和水果等，保证体内营养充足，有利于伤口愈合和身体恢复。

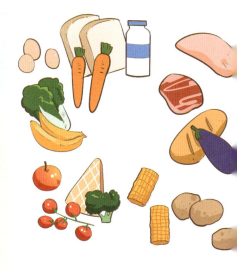

还需要睡枕头吗

正确的卧位和使用合适的枕头对于颈椎手术后恢复尤为重要。一般来说，枕头的要求是：枕长40～60厘米，枕高10～15厘米，枕头外形呈前高后低波浪形，曲面能和颈后部外形吻合，维持颈椎正常曲度。

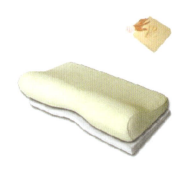
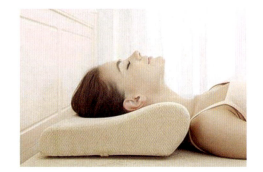

最好按照自己的睡觉习惯及枕头的材质选择枕头，习惯仰卧选择5～10厘米高的较硬的枕头，习惯侧卧选择10～15厘米高的中等硬度的枕头。

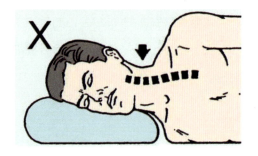

正确的睡姿：头部保持自然仰伸位，整个脊柱保持自然曲度，双下肢下方垫软枕，髋膝关节略屈曲，使全身肌肉放松。根据个人习惯，采取仰卧或侧卧，但不宜俯卧。

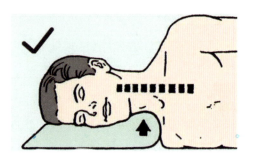

如何正确佩戴颈托

颈椎手术后，局部伤口（1～2周）、肌肉（1个月）、骨质（3个月）和神经功能（6～12个月）均需要一定时间才能恢复。在肌肉愈合之前，需要使用适当的颈托保护颈部,其主要目的是纠正姿势(防止低头)、促进软组织愈合。

日常生活中如何拯救颈椎

颈椎被称为第二生命中枢,保护颈椎就能守住健康。可是在日常生活中,你是不是经常对着电脑长时间一动不动,窝在沙发上看手机一玩就是大半天……这些看似很舒服的姿势,无时无刻不在伤害着你的颈椎。一天两天不觉得,时间长了,等颈椎出了问题再"大修",可能就晚了。那么,在日常生活当中应该注意哪些问题,才能拯救我们的颈椎呢?

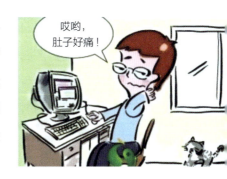

纠正不良的姿势和工作习惯

避免长时间低头工作或久坐,长时间低头看电脑、上网、看书、看手机,在电脑桌前久坐,这些司空见惯的日常工作和生活状态,会引起颈部肌肉长时间的劳损,造成缺血,导致颈部酸痛、僵硬等不适症状,严重者还会出现头晕。长时间低头后突然抬头,还会导致一过性脑缺血发作,引起恶心、黑蒙、眩晕和心慌等症状。

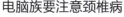

电脑族要注意颈椎病

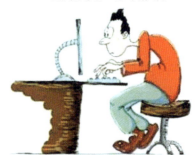

保持正确的姿势,站和坐时保持颈胸的生理状态。行走时挺胸抬头。坐位时应笔直,避免驼背低头。不伏在桌子上写字,不躺在床上看电视,看电视时间不宜过长。建议保持正确的坐姿,且每工作1~2小时,应当适当走动和活动颈椎。建议做颈项肌针对性锻炼,有助于维持颈椎生理性前凸。

注意颈部保暖

颈部受凉后,局部毛细血管收缩导致血运受损,容易诱发颈肩痛或颈椎病。无论冬夏，一定要注意颈部保暖，避免颈部吹冷风或受凉。比如冬天在户外应佩戴围巾，夏天座位不要距离空调太近，颈后部不要正对空调出风口，夜间睡觉尽量不开窗。

避免长期穿高跟鞋

女性爱美，爱穿高跟鞋。殊不知穿高跟鞋不仅会改变足部的三点力线结构，足踝部和整个下肢容易劳损，更重要的是穿高跟鞋会导致身体整个重心前移，机体会通过挺胸、抬头、翘臀，增加整个脊柱S形弯曲来适应，久而久之，会导致脊柱后侧肌肉韧带包括颈项部、胸背部、下腰部等椎旁肌肉疲劳和劳损，诱发颈肩痛、胸背酸痛等症状。

出去游玩的注意事项

颈椎手术后外出时一定要注意保护颈椎，避免颈部受伤。乘坐交通工具时带上颈托或支具，系好安全带，避免在车上睡觉、避免剧烈摇晃或紧急刹车等情况，防止外力对颈部的伤害。

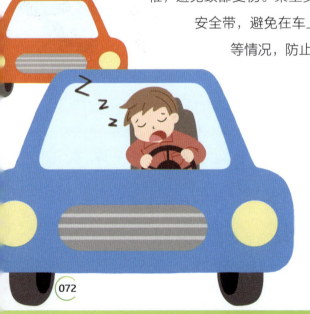

Part 7　骨性关节炎手术后养护大全

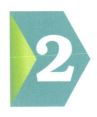

胸椎手术后健康之路

胸椎骨折是一件很痛苦的事，轻者呼吸时疼痛，不能翻身和站立，重者造成神经损伤，危害更大。手术可以恢复椎体的形状和脊柱正常的生理弧度，这对病人以后的生活有很大的帮助。所以如果发生意外造成胸椎骨折，一定不要着急，要积极配合治疗，慢慢调养，才会逐渐恢复健康。

胸椎手术后需要一直卧床吗

胸椎是脊柱的中上段，由于该部位椎管最为狭窄，一旦骨折，就需要绝对卧床休息，以免骨折块错位或突入椎管压迫脊髓。胸椎骨折手术后卧床时间需要根据治疗方式而定，行内固定者，一般需卧床2~4周，可以佩戴支具下床活动。行经皮椎体成形术的骨质疏松病人，一般2~3天后可以佩戴支具下床活动。如果损伤比较严重，就需要适当延长卧床时间了。

> **小贴士**
>
> 卧床休息时需要完全平卧、侧卧或俯卧，严禁半卧位。卧床期间一定要注意按时翻身，防止压疮，注意应做轴线翻身，避免脊柱旋转。

吃什么食物好呢

胸椎手术后除了积极治疗外，饮食上也要加以调整，只有保证规律的饮食和作息习惯，才有利于促进骨质愈合和恢复健康。

饮食以清淡为主，宜选择清淡易消化的食物，忌油腻且过咸的食物，还要忌辛辣刺

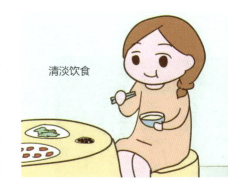

清淡饮食

骨性关节炎家庭康复

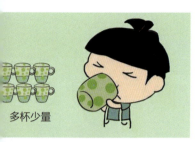

多杯少量

激性食物。

适量补充钙质，多吃含钙、蛋白质、维生素丰富的食物，多吃豆类及豆制品、动物肝脏、蘑菇、芦笋、胡萝卜等，以促进骨质愈合。

多喝水

卧床期间活动量减少，胃肠主动功能减弱，加上喝水减少，很容易引起大便秘结、小便潴留，也容易诱发尿路结石和泌尿系感染，因此要多喝水预防并发症。

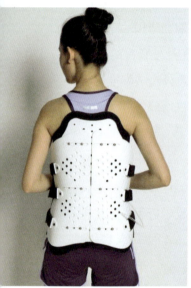

手术后正确佩戴支具

胸椎手术后可在外支具保护下下地活动。注意先平卧位戴好支具后再翻身下床，上床侧卧后再卸下支具。支具的位置要准确，松紧度适宜，过紧易造成皮肤压伤，过松则达不到制动的目的。

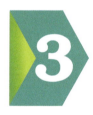

腰椎手术后的自我康复疗法

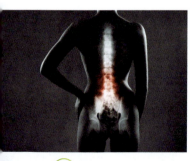

腰部通常被称为人体的顶梁柱，作为人体的中间部位，起着承上启下的作用。腰椎是腰部的重要组成部分，在人体直立过程中发挥了不可取代的作用。腰椎内含有丰富的血管和神经，因此被称为人体健康的晴雨表，腰椎的衰老与疾病直接关系到人

Part 7 骨性关节炎手术后养护大全

体五脏六腑的功能，腰部的健康关系到我们的身体健康，所以平常应该注意保护好腰椎。

腰椎手术后你所关心的那些事儿

腰椎是人体重要的器官，我们要关心爱护我们的腰椎，尤其是手术后的腰椎。腰椎手术后要从生活细节各方面注意，才能有效预防并发症。

睡硬板床，3个月内注意多卧床，这样有利于手术后康复。

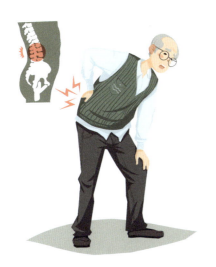
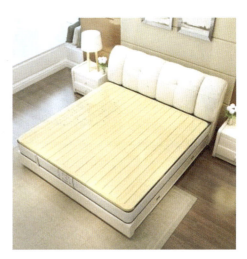

保持良好的心态，健康的生活方式。

调理饮食，加强营养，多吃富含粗纤维的食物，防止便秘。

下床活动或外出活动必须佩戴腰围。

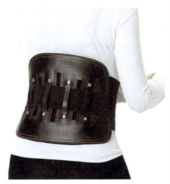
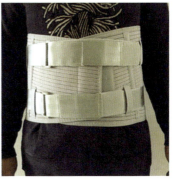

注意体位,保持腰部的良好姿势和正确的站立姿势,注意劳逸结合,避免抬重物。

功能锻炼主要以增强腰背肌肉力量和增强腰椎稳定性为主,可逐步进行腰背肌和深蹲训练,避免剧烈运动。

注意保暖,预防感冒和咳嗽,尤其是腰部保暖,不要睡地板及竹席。

手术后三个月门诊复查。

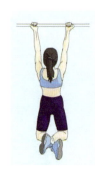
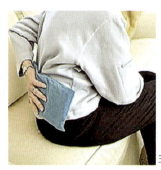
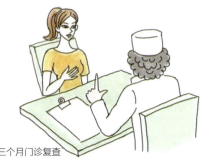

三个月门诊复查

腰椎不好惹,如何保护是关键

当下很多人可能都有腰痛、腰椎间盘突出的情况。其实,腰病很多都不是先天的,而是后天的不良习惯造成的。因此应该避免日常生活中的一些不良姿势,要好好保护我们的腰椎。

跷二郎腿

跷二郎腿会导致骨盆倾斜,腰椎承受压力不均,造成腰肌劳损,同样也会导致腰椎间盘受力不均。长时间维持这个姿势是腰椎间盘突出的危险因素。

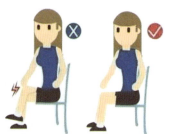

平时尽量不要跷二郎腿,坐下时保持骨盆端正,使腰椎受力均匀。

Part 7 骨性关节炎手术后养护大全

长期直立工作

长期直立工作会导致腰肌紧张，腰椎长期受力增加，腰椎间盘突出风险增加。比如，售货员就是因为长期站立工作，腰背部肌肉紧张，从而诱发腰椎间盘突出。

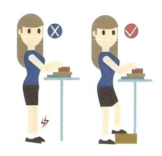

小贴士

工作时脚下踩垫脚物，并双脚轮替，可以增加腰椎前凸的幅度，同时缓解腰背部肌肉紧张。长期站立时可做一些腰部伸展的动作。

"老妇人"坐姿

"老妇人"坐姿是指窝在沙发或凳子上保持不动的姿势。这会导致腰椎前凸减小，椎间盘压力增加。长时间维持这个姿势会导致腰椎间盘退变加重。

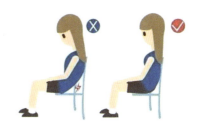

小贴士

坐着的时候保持上身挺直，收腹，下肢并拢。如坐在有靠背的椅子上，则应在上述姿势的基础上尽量将腰背紧贴椅背，这样能使腰骶部的肌肉不会太过疲劳。

睡姿不良

平躺时，如果颈腰部无支撑，会导致腰背部肌肉紧张，这也是为什么很多人睡沙发或软床后会觉得腰部很难受。

小贴士

睡觉时尽量选择稍硬一些的床垫，平躺时在膝盖下面垫一软枕，这样可以使髋关节和膝关节微屈，腰背部肌肉放松，椎间盘压力降低，降低椎间盘突出症的风险。

单手提重物

单手提重物会使身体整体倾斜，椎间盘的受力方向不均匀，肌肉紧张度也不一样，单手用力，重量分配不均会使脊柱两侧受力不均，对椎间盘的危害很大。

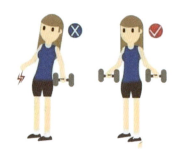

小贴士

平时生活中，尽量用双手提重量相当的物品，保证躯干平衡和腰椎受力均匀，而且提重物时不可以突然用力过大，姿势转换不可过猛。

跑步姿势不良

跑步是很多人喜欢的运动方式，但不正确的跑步姿势，尤其是弓背向前倾的姿势会导致椎间盘受力明显增加，再加上跑步颠簸的脉冲式压力，对椎间盘的危害较大。

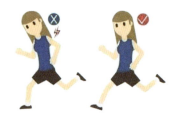

小贴士

腰椎间盘突出病人，不建议做剧烈运动，如爬山、快跑、骑车等。如果是慢跑，应尽量保持上身挺直，且跑步频率放慢，穿气垫鞋，减小对椎间盘的脉冲式压力。

做需要扭腰的运动

一些需要扭腰的动作，比如打高尔夫球、打乒乓球或者做操时的扭腰动作都需要腰部发力带动手臂，这样常态性的扭腰运动对椎间盘长期造成扭转和挤压，是椎间盘突出症的高危动作。

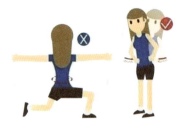

小贴士

有椎间盘突出症的病人尽量避免做一些需要扭腰的运动，正常人在运动中也要做好腰部保护。

穿高跟鞋

鞋底具有地基功能，直接影响人体重心。穿高跟鞋会使人体的重心过度前移，必然造成骨盆前倾，脊柱弯曲增大，腰椎受力变得集中，长期穿高跟鞋很容易造成椎间盘损伤。

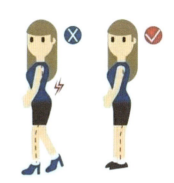

> **小贴士**
>
> 平时尽量穿平底鞋，上班族可以在办公室备一双平底鞋。如果特殊场合必须穿高跟鞋，则走路时应尽量将重心放在脚后跟而不是前脚掌。

慢性咳嗽、便秘

长期慢性咳嗽和便秘会导致腹压增加，也会导致椎间盘受力增加，这也是腰椎间盘突出的明确危险因素。咳嗽时腰部也会用力，对于腰椎间盘突出病人，剧烈咳嗽会牵扯腰部导致疼痛。

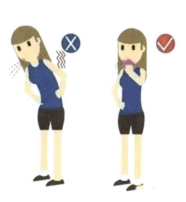

> **小贴士**
>
> 如果有慢性咳嗽和便秘的症状，一定要针对病因及时治疗。如果拖着，不仅病情有可能加重，还可能会引起或加重腰椎间盘突出等症状。

弯腰搬重物

直接弯腰搬重物，会导致腰椎间盘突然受力增加，很容易使腰椎间盘通过薄弱区域而突出，很多腰痛病人的症状就是在弯腰搬重物后加重的。

> **小贴士**
>
> 弯腰搬重物时，最好先单膝跪地，尽可能将重物靠近身体，利用手臂举起重物至大腿中间，然后以保持背部笔直的方式慢慢站起，重物要尽量贴近身体。

每天这样做,还你健康好腰

已经有腰痛的病人都想快速远离疼痛,恢复腰部功能至关重要。但往往很多运动和锻炼还会加重疼痛,在这个时期进行适量的有效的腰部锻炼,会起到事半功倍的作用。现把腰部锻炼概括为"十字口诀",既简单易行又行之有效,快来看看吧!

悬:利用门框或单杠等物进行悬垂锻炼

悬垂时要放松腰部和下肢,自然下垂,以达到牵拉的目的。悬垂的动作一定要缓慢而轻,避免因跳上跳下损伤腰椎。悬垂锻炼要逐渐增加运动量,并持之以恒。

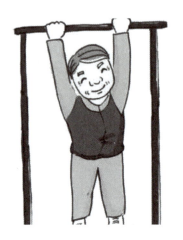

> **小贴士**
> 动作要轻柔,缓上慢下,尽量让家人在一旁协助和保护。

撑:撑腰锻炼

不适宜做悬垂锻炼者可做撑腰锻炼。双脚叉开与肩同宽,全身放松。双臂缓慢上举的同时用鼻缓缓吸气。双臂高举过头顶,眼看天,腰部向上直撑到最大限度,这时停留片刻。然后,双臂慢慢放下的同时用嘴慢慢呼气。照此法反复做36组,每天早晚各做1次,最好选择在空气清新的地方做撑腰锻炼。

> **小贴士**
> 做撑腰锻炼以自己能够承受的力量为宜,不要着急,身体适应后可逐渐用劲。

拱:拱腰锻炼

双手扶墙,身体与墙壁要有适当距离。双脚叉开与肩同宽,先稍用力以中等速度向前拱腰、向后拱腰,做完前后方向的拱腰为1组,每日做2次,每次做36组。

Part 7 骨性关节炎手术后养护大全

> **小贴士**
> 动作轻柔，力度适中。

倒：倒走锻炼

倒走时要选择平坦而又安全的场地。倒走时要挺胸收腹，平视前方，双手自然前后挥动，尽量少回头，倒走的速度要根据自己的具体情况而定，要循序渐进，一般每次倒走15分钟，每日2次。

> **小贴士**
> 注意控制速度，小心摔倒。

多：多角度不同方位的腰部运动

如左右侧弯腰、前后大弯腰，左右转腰、晃腰等，每项各做36下，每日做2次。

> **小贴士**
> 动作轻柔舒缓，幅度不宜过大。

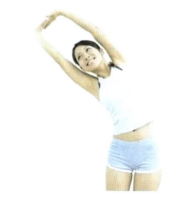

蹲：下蹲锻炼

两脚叉开与肩同宽，双手平举，缓慢深蹲，脚尖着地，脚跟抬起。下蹲要到位，初练下蹲时可扶墙半蹲，逐渐增加下蹲次数，逐渐做到深蹲。每日做2次，每次下蹲36下。

> **小贴士**
> 动作轻柔，下蹲要慢，防止摔倒。

后：腰部后伸锻炼

双臂置于腰部，双脚叉开与肩同宽，全

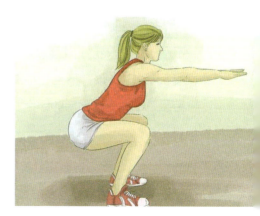

身放松，在腰部向上直抻的同时腰背向后抻36下，每日做2次。另外仰卧位亦可做腰后伸练习，双臂将上半身尽量撑起，下半身贴床，使腰部尽量后伸，反复做这一动作36次。

 小贴士

动作轻柔，防止摔倒。

摩：按摩

先按摩肾俞穴（腰眼），用两手分别按揉肾俞穴100次以上，然后用双手交替敲打此穴各100次，最后，稍弯腰，用双手握拳同时敲打臀部100次，接着用双拳分别敲打胯部100次。以上按摩方法每日做2次。

 小贴士

脊椎两侧有多处穴位，可沿脊椎两侧由上而下，轻轻叩击。

暖：腰部保暖

在季节交替，天气变冷时要比常人提前添加衣服，严寒季节要穿毛、棉背心，夏季要注意腰部保暖，防潮防着凉。

保：对腰部的保护

如不久站、不久坐、不负重、不大弯腰（最好以下蹲代替弯腰）、不抱小孩、不坐低板凳、不劳累、不做有损腰部的动作、不睡弹簧软床、不睡过硬的床等，不良姿势要纠正。

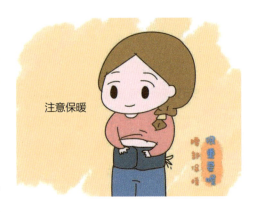

注意保暖

4 髋关节手术后保养手册

髋关节手术后必知干货

髋关节手术后,如何保养髋关节,主要有以下八大禁忌事项。

(1) 不要盘腿,包括跷二郎腿或者是盘腿坐。

(2) 不侧卧。手术后3个月之内,尽量不侧卧。如果必须侧卧,则应该尽量向患侧侧卧,同时要在两腿之间垫上枕头。

(3) 不坐矮凳子,尤其是使膝和髋屈曲超过90度的矮凳子。

(4) 不跪坐。

(5) 保持脚尖在站位或者坐位的时候,不要内收内旋,也就是尽量冲外、冲上。

(6) 不蹲便。也就是说,尽量使用加高的坐便器,不要下蹲。

(7) 不要弯腰捡地上的东西。

(8) 不要在不平整或者湿滑的路面上行走。

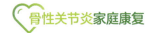

髋关节手术后家庭康复的方方面面

如何开始活动

早期活动有助于避免关节僵硬和疼痛，手术后早期活动可能会导致髋部及手术切口疼痛，不要过度担心，在医生指导下可以大胆进行康复锻炼，这样才会获得满意的效果。

一般建议拔出引流管后即可坐起到床边尝试站立。一般需要借助助行器行走6~8周。

如何使用坐厕

手术后建议使用坐便椅及坐厕。首先向后靠近坐厕，大腿后方感觉坐厕的位置，伸直患侧腿，健侧腿弯曲坐下，厕纸应该在容易拿到的范围内。

如何穿衣服

手术后穿内衣、袜子和鞋子会相对困难，因为需要避免过度屈曲髋关节，这时可借助穿衣裤辅助器完成。穿裤子时患侧的腿先穿，脱裤子则健侧的腿先脱。

如何上下床

借助助行器靠近床边，向后倾斜坐在床上，保持腿伸直，先将患肢放上床，再移动健侧腿。下床时，健侧腿先离床，再保持患肢伸直离床。

如何坐到椅子上

后退靠近椅子，伸直患肢，弯曲健侧肢体，坐下来。

如何上下楼梯

上楼梯时，扶稳扶手，健侧腿先上，患侧腿后上。下楼梯时，患侧腿先下，健侧腿后下。

如何上下车

尽量乘坐座椅较高的车辆，通常座椅需高于膝盖，避免髋关节过度屈曲。

上车时健侧腿先上，患肢伸直，臀部先坐到车上。将座椅调到最靠后的位置，健侧肢体先坐上座椅，尽可能保持患肢伸直坐上车辆。

下车时健侧腿先下地踩稳，扶好车辆门框而不是扶住车门，患侧腿伸直挪出车外。

日常生活注意事项

(1) 洗澡： 髋关节置换术后需要时间恢复，建议3个月内不要在浴缸内洗澡。浴室需安装扶手及做好防滑措施。

(2) 性生活： 经过系统的康复训练，手术后3个月便可尝试开始性生活，但要避免可能导致关节过度屈曲的体位。

(3) 安保检查： 通过机场安检时，体内的髋关节假体会引发安全警报，一般向安检人员说明情况即可，必要时可出具医生的相关诊断证明。

(4) 预防感染： 身体出现以下感染如肺部感染、泌尿系感染，应及时就诊，以免感染扩散至髋关节。在进行一些牙科的诊疗操作时，需告知牙科医生，以便医生采取必要的预防感染措施。

(5) 避免摔倒： 避免天气不好时外出，不在湿滑的路面行走。家里的过道保持整齐，过道上不要有障碍物。床边安装电灯开关，夜间起床需保证照明。

总之，髋关节手术后，为了预防手术后关节脱位、感染等并发症的发生，需要注意方方面面的问题，这样才能最大可能地延长关节使用寿命。

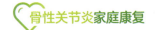

髋关节手术后康复训练

(1) 足踝运动： 脚踝及脚趾同时用力往上翘，维持2秒，再用力往下压，停2秒后反复进行10～25次。
功效： 可增进下肢循环，减轻水肿。

(2) 下肢滑行运动： 仰卧在床上，两侧膝盖交替做弯曲、伸直的动作。
功效： 维持下肢关节活动度。

(3) 股四头肌等长运动： 脚放在病床上，膝下垫一块毛巾，用力将膝盖往下压，可感觉到大腿前面的肌肉（即股四头肌）鼓起来，每次停5～6秒。
功效： 维持或增进大腿前方的肌肉力量。

(4) 小腿伸直运动： 膝下垫枕头或毛巾，使膝盖弯曲约30度，再将膝盖用力伸直，维持5～6秒。
功效： 维持或增进大腿前方的肌肉力量。

(5) 抬臀运动： 仰卧于床上，将两侧膝关节及髋关节弯曲约45度，再用力将屁股抬起离床，维持5～6秒。
功效： 训练臀部及腰部肌肉力量。

(6) 外展及内收运动： 仰卧于床，双腿张开（外展），再合起来（内收），也可一次练习一条腿。
功效： 训练大腿内、外侧肌肉力量。

Part 7 骨性关节炎手术后养护大全

(7) **直腿抬高运动：** 仰卧于床，一侧膝盖弯曲，另一侧膝盖打直，再抬高约30度，且脚趾上翘，维持5~6秒。
功效： 训练大腿肌肉力量。

5 膝关节手术后最佳守护计划

膝关节手术后你不可不知的那些事儿

俗话说"树老根先枯，人老腿先衰"。膝关节使用频繁，承重压力大，会随着年龄等因素而发生退化。人类能享受运动的乐趣，周游世界，都是因为有两条可靠的腿。一旦腿脚出现疼痛，就很难自由地活动了。其中，膝关节是腿部的枢纽，支撑着人体大半个身子（除了小腿和脚）的重量，是人体重要的承重关节。

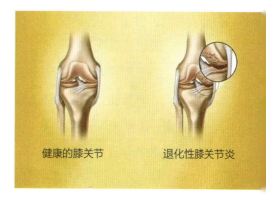

健康的膝关节　　　　退化性膝关节炎

正确使用膝关节

注意调整饮食结构，减少热量的摄入，将体重控制在适当的范围之内，以减轻膝盖的压力和磨损程度。

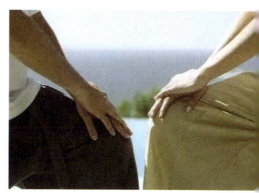

保护好膝关节

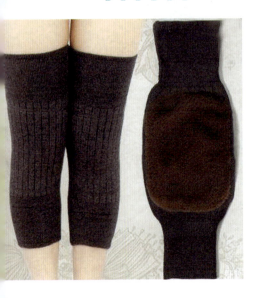

(1) 远离湿寒、做热敷、戴护膝。

(2) 如果已经有湿寒入侵了，就要祛湿寒。祛湿寒可以选择盐袋热敷、艾灸等方法，简单方便，自己在家就能做。也可选择其他保守性养护措施，如推拿、物理治疗等。

(3) 强腿肌是对膝关节最好的保护。

膝关节的康复训练

直腿抬高练习

由于骨性关节炎往往屈曲受限明显，所以屈曲训练很重要。病人仰卧于床上，伸直腿上抬离床约30度，坚持10秒，每10～20次为1组，训练至肌肉有酸胀感为宜。

水中运动

水具有浮力，可以减轻体重对于关节的负荷，同时水具有阻力，有利于肌肉锻炼。建议进行水中步行训练及游泳。游泳是一项极好的有氧运动，可以增强体质。

慢走

慢步是一项简单实用的运动形式，有利于软骨的代谢及防止肌肉失用性萎缩。

居家该如何守护膝关节

膝盖，是人体最大最复杂的关节，膝关节属于铰链关节，它是我们身上少数的只能往一个方向运动的关节。运动时，膝关节的承重大，如果不多加注意，很容易造成劳损和伤害。预防是一个很关键的方面，但对于已经受伤的膝关节，我们应该如何守护呢？

控制体重

身体的重量越大，膝关节所承受的力也就越大，磨损的速度也更快。体重指数（BMI）超过24的人群应减轻体重，保护膝关节。

改变生活习惯

避免进行反复下蹲运动或长期下蹲，避免爬山或上、下楼梯。同样也要避免如冲撞、深蹲的运动，这些运动会带给关节巨大的压力。

坚持适度合理的运动

关节经常运动，能让关节软骨受到适当刺激，促进新陈代谢，这样关节滑液才能在关节内到处流动，起到润滑和提供营养的作用。相反，如果长期不运动，关节周围的肌肉组织会日渐萎缩。久而久之，关节失去了保护，损伤的概率自然会增高。

老年人不运动容易得骨质疏松症，身体也会缺少敏捷性和协调性，容易跌倒造成严重骨折。需要找到一种对于膝关节比较安全的运动并且坚持下去。比如游泳（避免过度用力蹬腿）、骑自行车等。运动中感到不适，要立刻停下来，不要勉强。了解自己的极限，尽力而为，循序渐进，慢慢增加时间与量，运动前应充分热身。

锻炼股四头肌

股四头肌是人类大腿最重要的肌肉群。它不但负责提供我们走路、上下楼梯、蹲起等动作时所需的主要力量，还负责我们膝关节的稳定性，尤其是髌骨和膝关节前后向的稳定性。每天进行抬腿训练可以很好地锻炼股四头肌，保持膝关节弹性，促进新陈代谢，有效保护膝关节。

避免久坐

长时间坐着不运动，会使肌肉松弛，力量减弱，也会使关节疼痛加重。你需要找到一种对于膝关节比较安全的运动并且坚持下去。

避免跌倒

关节疼痛或者关节不稳的病人更容易跌倒，跌倒时关节可能遭受更加严重的损伤。为了避免跌倒，一定应确保家里有充足的照明，楼梯上一定要安装扶手，不用不固定的地毯，卫生间装上扶手、蹲便改为坐便等。

适当使用助行器具

拐杖可以分担关节的压力，提高步行的稳定性，减轻腿部的负担。

适当补钙

多吃一些含钙丰富的食物，促进钙的吸收利用，如牛奶、稻类、青菜、花生、紫菜等都是含钙量很高的食物。需要时可吃一些钙片。另外，在日常生活中，增加运动量和晒太阳也很重要。

穿一双合脚的鞋

一双舒服的鞋子不仅可以让你走路舒适，还可以减少运动时膝盖承受的撞击与压力。脚背部分能与鞋子紧密结合，宽窄、长度均合适，能正确保持足弓的弧度；鞋子的重量以轻为宜，鞋底不宜过软，而且要有点厚度；鞋后跟可以高2～3厘米，鞋底太平走路时容易疲倦，鞋底上应带有防滑纹。

注意保暖

膝关节由于缺少肌肉和脂肪组织的保护，局部热量容易散失，温度常比其他部位低。膝关节如果遇到湿寒，会影响局部的血液循环，加速衰老。尤其是对已经受损的膝盖来说，远离湿寒的环境对于保护膝盖尤为重要。

及时去医院就诊

如果有膝关节疼痛，建议及时到专科医生那里查清病因，采取适当的保护和治疗措施，避免进一步损伤。

教你几招护膝大法

现在很多人都比较喜欢运动，长期的运动劳损或进行剧烈运动，都有可能导致膝盖疼痛，不能放任不管，否则膝关节很容易进入老年化，除了膝盖周围酸胀疼痛，严重的还会导致运动障碍，上下楼梯、走路可能都会有困难。我们应该怎么预防呢？下面教你几招护膝大法来保护膝盖。

(1) 一摸： 从脚跟沿着外侧、前侧、右侧，一直按摩到小腿，一条腿大概按摩1分钟。这个动作可以促进肌肉的血液循环。

(2) 二刮： 让手呈钳子的形状，在髌骨周围上下刮动。从而达到放松膝盖的目的。

(3) 三绷： 把腿抬起来绷紧，大概5秒后放下，连续做10~20次即可。这个动作能锻炼膝盖周围的肌肉，把寒气驱出来。

(4) 四勾： 在第三个动作的基础上，把踝关节勾起来。锻炼小腿肌肉。同样做10~20次，中间休息5秒。

(5) 五拍： 围绕着膝关节周围，轻轻地拍打1分钟，放松膝关节周围的肌肉。

这五个动作的原理相通，都是通过锻炼大小腿肌肉和脚踝，防止静脉曲张，减少膝关节的承重和摩擦，增强踝关节的稳定性，从而达到保护膝关节的作用，预防膝盖提前"老"化，对于中老年人、久坐不运动的上班族都有好处。

小贴士

很多人认为躺着不动、多休息就是对膝关节最好的保护，其实这样反而会让肌肉变得更不发达，更容易退化，对骨骼和关节起不到保护作用，还会加重膝关节疼痛。

6 肩关节手术后养护全攻略

肩关节手术后养护，没你想的那么复杂

肩关节是全身最大、最灵活的关节，同时也是最容易受累的关节之一，可做屈、伸、收、展、旋转及环转运动。肩部创伤和疾病，常伴有疼痛、肿胀、活动受限等状况。严重时继发的粘连和肩袖损伤，可能会造成肩关节不可逆的残疾。

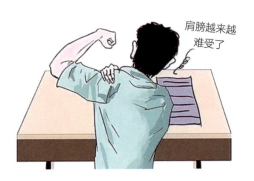

肩膀越来越难受了

保护肩关节，需要改掉的几个坏习惯

日常生活中往往有很多不良的生活方式和不恰当的运动习惯正在悄悄毁

掉我们的肩，养护肩关节一定要在日常生活中改掉坏毛病，养成好的习惯。

保持良好的姿势

(1) 纠正不良姿势，避免慢性劳损。

(2) 养成活动的习惯，避免长时间伏案工作。另外在工作30~45分钟后，最好起立做5~15分钟的康复运动，舒展腰肢，转动头颈，注意适当活动和放松肩关节。

(3) 避免患处过劳，如提举重物，多休息，适当选择消炎及减痛的方法，可做适量的伸展运动。

(4) 睡觉时注意睡姿，宜采用平躺仰睡姿势，避免侧睡压着肩部过久。

注意保暖

避免关节受凉，寒冷季节避免冻伤，外出时注意肩部保暖，因为房间内外温差较大，将影响肩部的血液循环。

祛除诱因

糖尿病、颈椎病、肩部及上肢损伤、胸部外科手术，以及神经系统疾病容易引起继发性肩部疾病，这类病人一定要多加留意。过于肥胖者要注意减肥，控制体重，以增加关节灵活性。有基础疾病的人群一定要积极治疗原发疾病。

几个简单的动作养护你的肩

肩关节疼痛目前已成为困扰大部分人群的疾病，怎样预防肩关节疼痛或者说怎样能避免肩关节疼痛复发？以下我们分享几组简单的康复动作，来好好养护您的肩关节。

钟摆拉伸

病人站立并轻弯腰，让患肢下垂并画圈，沿顺时针方向和逆时针方向各画十圈，一天一次。若症状好转，则可增大圈的直径，此外还可通过手持一定重量的物体（如水瓶、哑铃等）画圈来增加拉伸锻炼强度，物体的重量为1～2千克。

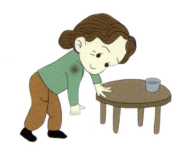

背后拉伸法

两手从背后握住毛巾的两端，先将毛巾保持水平位，然后用健手向上牵拉毛巾，使患肢向对侧运动。每天10～20次。若症状好转，可通过将毛巾搭在健侧肩膀上，双手握住毛巾两端牵拉的方法来加强锻炼强度。

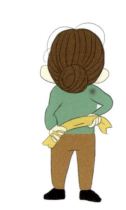

爬墙练习法

面对墙壁站立，与墙壁保持1/3手臂的距离，让手指接触墙壁，从腰部水平开始尽可能往上爬，使用手部的力量，而不是肩关节的肌肉力量，然后缓慢将患肢放下，必要时可用健肢帮忙。每天10～20次。

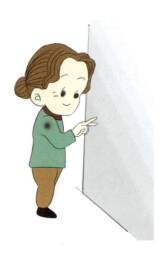

横跨身体拉伸法

取站立或坐位,用健手握住患侧手肘,将患肢举起,横跨身体,并轻轻加压以牵拉患肩。每次拉伸持续15~20秒,每天10~20次。

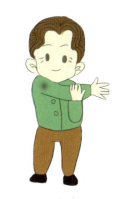

腋窝拉伸法

使用健侧手臂将患肢举起放在与胸部平齐的台面上,然后稍屈膝,使腋窝展开,然后缓慢加大屈膝幅度,从而拉伸肩关节。一次10~15下,每天1次。对于患有膝关节炎的病人,可能会存在下蹲困难,可用其他锻炼方法替代。

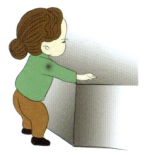

外旋拉伸法

双手握住橡皮筋,屈肘90度,使上臂贴于身体两侧,然后小范围外旋患肢30~45度(可适当增加),持续5秒。一次10~15下,每天1次。

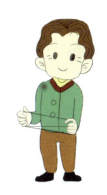

内旋拉伸法

站在关闭的门旁,用一橡皮筋勾住门把手,患侧手抓住橡皮筋的另一端,屈肘90度,朝身体一侧牵拉橡皮筋至30~45度(可适当增加),持续5秒。每天10~15次。

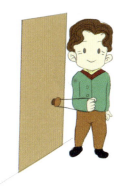

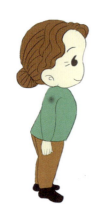

后伸练习

双上肢尽量向后伸,直到疼痛不能容忍。每次10~20下,每天3次。

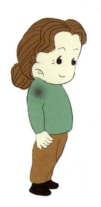

耸肩练习

病人双侧同时用力做画圈样耸肩,反复进行。一次10~15下,每天1次。

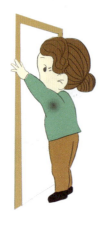

扩胸运动

双手放在门缘两侧作为支点,身体向前倾斜从而拉伸胸部。每次10~20下,每天3次。

为了更好地养护您的肩关节,让我们大家一起动起来吧!

Part 8

骨性关节炎相关心理问题

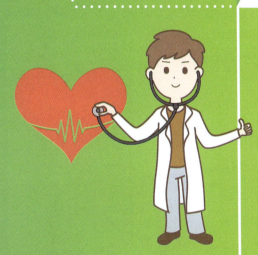

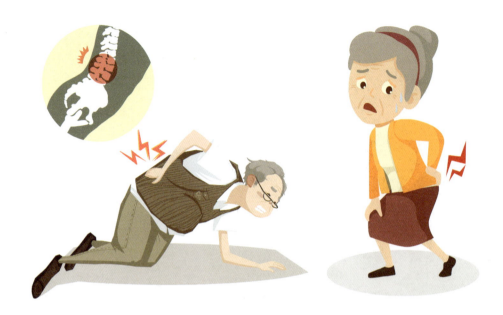

骨性关节炎可导致病人出现各种各样的情绪及行为表现，而结果取决于病人的应对模式和防御方式，也就是大家常说的应对。应对可以被定义为"对于产生苦恼的问题，人们用来处理或改变它的想法和行为（问题焦点的应对）以及相应情绪反应的调整（情绪焦点的应对）"。

愤怒

愤怒是病人面对疾病时最常见的情绪反应，也是医生最难面对的情绪反应。偏执型、自恋型、边缘型或者反社会人格类型的病人更容易在生病时表达愤怒。对愤怒的病人，医生要给予他们恰当的关切，同时设定必要的界限。将病人表达的气愤看作是自然的反映，淡化情感的强度，对与病人重新建立合作关系是有帮助的。

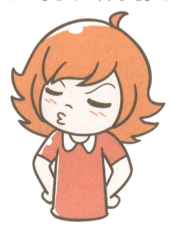

Part 8 骨性关节炎相关心理问题

焦虑和恐惧

面对疾病，病人感到焦虑和恐惧是可以理解的。尽管恐惧和焦虑是不同的情绪，但是它们的处理方式是相同的。空泛的安慰往往没有什么效果，实际上还可能是有害的。针对病人的焦虑和恐惧，采取关切和安慰的态度可以有效地减轻病人的痛苦。

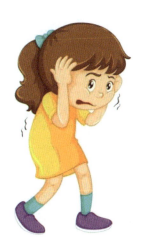

悲伤

由于骨性关节炎可以导致多种丧失：丧失生理功能或者社会地位，丧失工作能力，丧失对目标或者梦想的追求，或者丧失身体的一部分器官，这种情况下病人往往会产生悲伤的情绪。

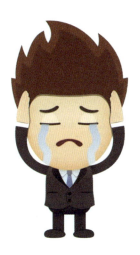

内疚

有些病人将疾病看作是命运对自己的报复或惩罚，这就是最常见的内疚。同时病人可能对早先的和当前的引起疾病的行为产生内疚，如吸烟、不依从治疗、危险的行为等。再加上家属因为患病问题而责备病人，也会加重病人的内疚心理。

一个得了骨性关节炎的病人，在求治、诊断、住院及治疗的每个环节都会产生不同的心理反应，而病人的心理需要常以各种方式反映出来，若得不到满足便会出现一些"越轨"行为，或者表示不满，或者违反院规和医嘱。这种对抗心理对病人的身心健康是不利的。

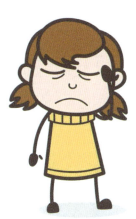

Part 9

家居设施、辅助器械的应用

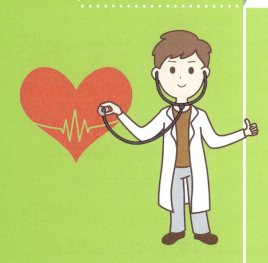

骨性关节炎家庭康复

骨性关节炎病人可出现关节疼痛、僵硬、活动障碍等症状。骨性关节炎根据发病部位可分为手腕关节、肩关节、颈椎、胸椎、腰椎、髋关节、膝关节和踝关节骨性关节炎等。骨性关节炎会引起一些相关症状，需要通过健康生活管理、活动锻炼、关节减负、环境改造等康复方法来减轻症状和延缓病情发展。

环境改造就是通过对环境的适当调整，使环境能够适应功能障碍者的生活、学习和工作。环境改造的目的就是通过建立无障碍设施消除环境对功能障碍病人造成的各种影响，为其参与社会活动创造基本条件。主要考虑四个方面：① 环境的安全性；② 物件的可获得性和环境的可进出性；③ 病人在实际环境中的作业活动表现；④ 与病人或家属进行面谈的情况。

家居安全——常用窍门

(1) 确保从您的卧室到厨房、卧室到浴室的路是通畅的。

(2) 清除房间内的杂物（包括松动的电线），因为这些可能会绊倒您或您的家人。

(3) 拿掉地板上易滑动的地毯或将地毯固定在地板上。

(4) 保持电话随时在您身旁。您可以使用无线电话或手机，确保一有紧急情况，能够第一时间通过电话寻求帮助。

(5) 确保在起床之前可以打开灯，并且确保当您在家里走动时，沿途都有良好的光线。

(6) 安排好去社区杂货店或其他您需要去的地方的交通，尽量避免单独出行。

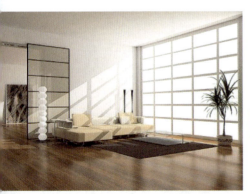

Part 9 家居设施／辅助器械的应用

物件的摆放习惯和环境

(1) 日常生活用品要摆放在容易拿取的地方，最好在头与腰之间的位置。

(2) 将物品归类后放在柜子内，避免物品太杂难以快速选取。

(3) 尽量避免拿取摆放太高或太重的物品，必要时找人协助。

(4) 餐桌的高度、餐厅过道和卫生间门的宽度都要方便拄拐或者坐轮椅的病人进出。

(5) 小区居民楼应有方便轮椅进出的斜坡。

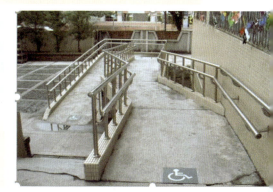

(6) 小区楼梯应有明显的区分标识和扶手，以方便病人上下楼梯，建议安装电梯以方便轮椅进出。

生活中不同类型的骨性关节炎病人的环境需求

上肢骨性关节炎病人的家居环境改造

该类病人的主要问题是关节活动受限、关节僵硬疼痛，导致日常生活中一些基本活动受到影响，一些不当的生活活动会影响疾病的康复甚至加重症状，所以在家居环境改造中我们要把握以下几点。

肩关节炎病人

(1) 尽量避免拿取需肩关节向上伸展处的物品。

(2) 洗澡时使用长柄刷。

(3) 常用物件及工具的摆放高度尽量不超过肩膀。

(4) 提供脚踏以及稳定的小凳子，让病人在一定高度下可减少肩关节抬高。

(5) 晾晒衣物时使用撑衣杆或者可调节高度的晾衣架。

(6) 购物时使用购物车而不是手提或挎提。

(7) 日常生活中不需要使用肩关节时，可佩戴肩托保护肩关节。

腕关节和指间关节炎病人

(1) 房门最好采用自动门或推拉门，门把手采用按压式。

(2) 尽量避免手提重物。

(3) 握持类物品，如牙刷、勺子应选用粗柄的，以减少对手握持幅度和力量的要求。

脊柱关节炎病人家居环境改造

此类病人在日常生活中躯干不能过度负重，避免转移过程和日常生活中躯干出现疼痛甚至造成下肢牵涉痛，在家居环境改造中我们需注意以下几点。

胸、腰部关节炎病人

(1) 改善不良的身体动作和姿势，减少身体的扭动；转移物品时尽量避免直接扭转身体。避免弯腰，用鞋拔穿鞋，使用拾物器拾取地上的物品，改穿魔术贴或一脚蹬的鞋子，避免弯腰系鞋带。

(2) 为方便病人活动且避免意外情况，在坡道、台阶及楼梯两侧可以安装0.85米左右的扶手，扶手应向下成弧形或延伸到地面上固定。

(3) 躯干力量不足或承重较差的病人可使用腰托、腰围或胸托等，步行能力受影响的病人可选择合适的拐杖、助行器或轮椅。

下肢骨性关节炎病人家居环境改造

病人通常存在下肢平衡功能障碍、步行转移受限、负重困难等问题。为尽可能提高病人的生活质量，保障病人的安全，在家居环境改造中我们要注意以下几点。

髋、膝骨性关节炎病人

(1) 上床、下床、坐到椅子上、起立等转移动作需借助助行架。

(2) 洗澡时使用洗澡椅。

(3) 坐便器两侧安装高度合适的扶手。

(4) 步行功能障碍时可选用合适的拐杖及助行器，不能独立步行时选用合适的轮椅。

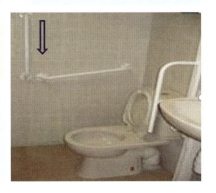

(5) 卧室、客厅、厕所地面应选用平整、防滑的材料。

骨性关节炎使用轮椅者家居环境改造

(1) 门开启后的通行净宽度不应小于80厘米,在门扇内外应留有直径不小于1.5米的轮椅回转空间。

(2) 卧室、起居室(厅)、厨房、卫生间、储藏室及阳台的通道应为无障碍通道,宽度应不小于1.2米。

(3) 楼梯和正门的门槛是使用轮椅者进门的障碍,门槛高度及门内外地面高度差不应大于15毫米,过高则需要改成斜坡道。理想的坡道是1:20(高度比长度),最大斜度不要超过1:12。

Part 10 骨性关节炎小问题，大解答

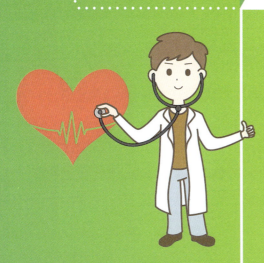

得了骨性关节炎，是不是要喝骨头汤

民间常说"以形补形"，比如，吃核桃能补脑，吃鱼眼能明目，吃牛鞭能壮阳等。所以病人常常有以下说法：得了骨性关节炎，你得喝骨头汤，骨头汤里都是钙啊！很多老百姓都认为喝骨头汤可以补钙，不仅对骨性关节炎有好处，还能让儿童长得更高，更能改善老年人骨质疏松的问题。总之只要是跟人骨头有关的问题，喝骨头汤就对了。可是，事实真的是这样吗？其实骨头汤除了能补肚子上的脂肪和血中的尿酸之外，其他啥都补不了。

实际上，骨头汤中除了水以外，还有非常多的脂肪。那浓白色的东西，并不是钙，而是脂肪，所以喝起来口感鲜香。此外长时间熬制，汤中含有大量的嘌呤成分，对于痛风病人来说，这简直就是灾难。事实上不管是什么骨头，骨头里的钙都很难溶于水。骨头汤中钙的含量，主要取决于钙磷酸盐在水中的溶解度。放的骨头再多，熬的时间再久，作料再多，骨头汤中钙的含量也变化不大，反而是含脂肪嘌呤更多。所以，中老年人喝骨头汤，非但不能补钙，反而会增加高血脂、痛风发作的风险。

膝盖酸痛，医生说我得了髌骨软化症

髌骨软化症是骨科的常见病、多发病，是髌骨软骨由于不正常磨损而导致膝前疼痛的一种疾病。

女性的膝外翻角度比男性大。由于生理发育等原因，女性的骨盆比男性宽大，相应的膝外翻角度就必须大，这样才能适应生理需要。恰恰是这种发育特点使女性髌骨向外侧脱位或倾斜的概率比男性大得多。

膝盖不好，医生让我减肥，可我一动就疼，怎么减肥

减肥靠什么——管住嘴，迈开腿，但是一迈开腿膝盖就疼，这还怎么减肥？

得骨性关节炎的大多是中老年人，减肥的源动力不足。虽说体重减轻15%将明显改善骨性关节炎的病情和症状，但这仍阻止不了减肥成为一句

Part ⑩ 骨性关节炎小问题，大解答

空话的现实。减肥一定要循序渐进，只要超出了你的膝盖的负荷能力，它立刻就会对你发出"疼痛警告"，到时候你的计划就只能半途而废了。减肥不一定就必须得跑步、骑车、游泳、走路等，只要消耗足够多的热量，坚持足够的时间，就一定能够减轻体重。

我得了骨性关节炎，适合做哪些运动

骨性关节炎人群对运动方式、时间都有要求。把握好运动的量和选择合适的运动方式尤为重要，尤其对于一些中老年人，运动量不能过大，运动的方式也不能太过剧烈。中青年人群，且无严重高血压、冠心病和呼吸系统疾病者，可选择游泳、散步、骑行和腰腿部肌肉锻炼。老年人则推荐散步、八段锦、五禽戏和太极拳。

骨性关节炎后，我失眠了怎么办

(1) 避免熬夜，养成良好的睡眠习惯。

(2) 睡前不要喝咖啡、浓茶，不要吸烟，可以喝些牛奶。

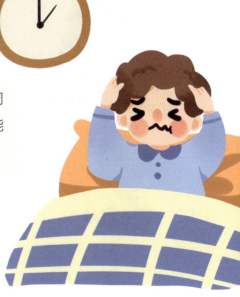

(3) 失眠会导致黑眼圈，建议睡前在眼周涂些维生素，不仅可以淡化黑眼圈，还能减少眼周细纹，预防鱼尾纹。

(4) 经常食用红枣、薏米、玉米、小米等补气血的东西做的粥或者糖水。因为失眠会让人气血不足，导致身体发虚。

(5) 睡前可以把手叠放在小腹上，采用腹式呼吸，把注意力转移到小腹，可以配合默念数数，能够很快入睡，而且还有瘦肚子的功效。

(6) 睡前可以用微烫的热水泡脚，泡至额头有些小虚汗为佳，也可按摩或用磨脚石搓脚，促进血液循环，改善睡眠质量。

有的医生说我得了骨刺、骨质增生，有的却说我是骨性关节炎，我该听谁的

骨质增生，老百姓叫它骨刺，是我们的膝盖对抗衰老所做出的正常反应。所以不建议大家叫它骨刺，因为一听到刺，大家就会觉得它是个坏东西，想要先灭之而后快，实际上这是错误的想法。

如果医生告诉你，你的膝盖有骨质增生，长骨刺了，那么几乎等同于告诉你你得了骨性关节炎了，那么你的膝盖也一定存在或轻或重的骨质增生。

膝关节积液是怎么回事

膝关节积液是一个常见的临床症状，很多朋友都会有，有的人会感觉膝关节疼痛、肿胀或不舒服，而有的人可能没有任何不适感。

换关节手术，风险大吗

所有的手术都有风险，年龄越大、手术越复杂、手术时间越长、身体越差，风险也就越大。

如果病人仅仅是年龄大，但是身体还

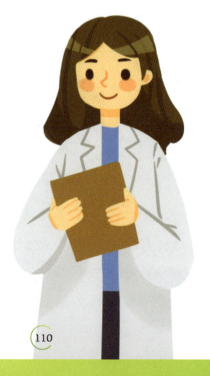

Part 10　骨性关节炎小问题，大解答

比较硬朗，那么一般情况下，经过评估是可以做关节置换术的，越是身体好，越该做。心肺脑都没什么事儿，就是膝盖疼，你把他的膝盖问题解决了，老人家又能愉快地散步、跳广场舞了。

如果年龄不大，但是身体非常差，各种基础疾病一大堆，那可能也不太适合做关节置换术。

我矮了、弯腰驼背，医生说的脊柱退变是怎么回事

脊柱退变主要是指随着年龄的增长，脊柱出现了一系列的变化，它主要表现为椎间盘变性、骨质增生、脊柱侧弯等。

随着现代生活、工作节奏加快，不良的生活方式，长期久坐、伏案、低头等不良姿势，导致脊柱退变的人群越来越多。如今，这种病已不再是老年人的"专利"，它已逐渐"青睐"中青年人。

所以要提醒大家，日常生活和工作中保持正确的坐姿，少玩手机，避免长时间维持同一姿势，至少每隔两小时起身活动一会儿，工作间歇可以做一些简单的颈椎操、腰椎操，这样既可以缓解疲劳，又可以有效预防脊柱退变的发生。

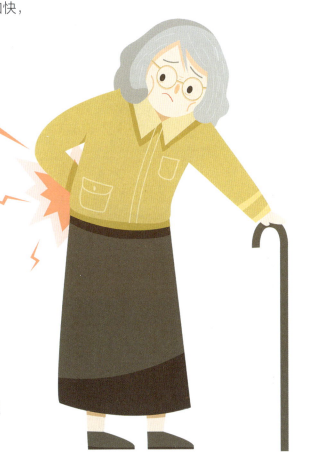

哪些因素容易诱发骨性关节炎，怎样预防骨性关节炎

虽然骨性关节炎确切的发病原因迄今尚未完全明确，但年龄、职业、体质因素、日常姿势不良、骨内血液瘀滞及骨内高压等危险因素都有可能导致骨性关节炎的发生。

高低肩、长短腿，脊柱侧弯怎么早发现

简单来说，正常人的脊柱从后面看应该是一条直线，并且两侧对称。如果从正面看有双肩不等高或从后面看有后背左右不平，就应该怀疑是脊柱侧弯。大多数情况下，脊柱侧弯都十分轻微，不需要手术。而且一般情况下是无痛的，所以人们关注的相对较少。在没有感到脊柱侧弯带来疼痛或导致机体功能异常时，大多数人是不会在意的。所以一般当脊柱侧弯病人想要改善时，可能已经出现了一些症状，而治疗的目的也是为了减轻症状、缓解疼痛和改善功能。

除此之外，由于脊柱弯曲角度不同，身体的外观变化也是不同的。一般情况下，青少年的脊柱侧弯大多发生于胸椎段，而成人则主要集中在腰椎段。

如果怀疑自己存在脊柱侧弯的情况，最好去专业机构做检查。

治疗颈椎病，推拿、按摩靠谱吗

很多人颈椎不舒服，首先想到的就是推拿、按摩，按摩一下就舒服多了。对于一般的颈椎病而言，按摩可以缓解颈肩部位肌肉紧张，有助于恢复颈椎的活动能力，从而缓解症状。可是你知道吗？颈椎病可不能乱按，有的颈椎病按摩不但无效，反而有导致瘫痪的风险，这样的例子屡见不鲜。

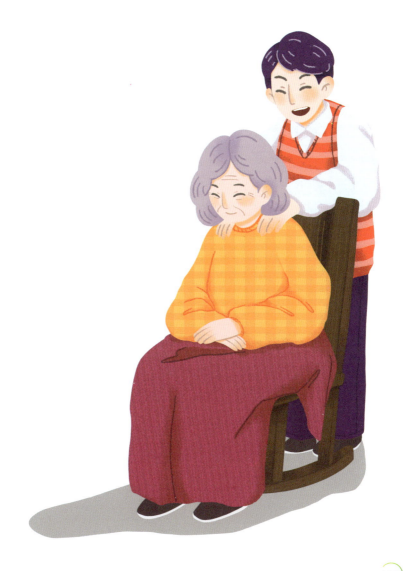

户外运动与足跟痛有什么关系

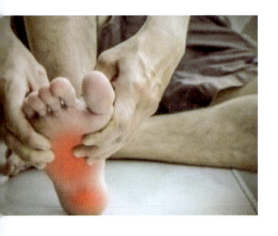

对于一个爱好户外运动的人来说，跑步、爬山、快走等运动，除了能锻炼身体之外，还能欣赏沿途的风景，是个不错的选择。但是大家在追求极致美景、追求速度的同时，一些健康问题也悄然出现。足底筋膜炎是一种常见的运动损伤，又称足跟痛。

研究表明，足底筋膜炎在运动和非运动人群中均普遍存在，尤其在跑步人群中高发，是较常见的足部疾病。当我们跑步时，如果足底骨头直接撞击是非常疼的。足底筋膜就是位于足底的软组织，它起自脚跟处的跟骨，向前止于脚趾，由于脚指头有5个，所以足底筋膜向前分叉为5束。

足底筋膜的主要功能是缓冲，同时也协助维持足弓。病人出现足底筋膜炎通常会感到靠近足跟的位置疼痛。

肩部疼痛，就一定是得了肩周炎吗

在很多人心中，肩部疼痛就是得了肩周炎。事实上大多数人的肩部疼痛并不是得了肩周炎，而是由于肩袖损伤、肩峰撞击等其他肩关节疾病所导致的。因此想要治疗肩部疼痛，就需要找出隐藏在肩部疼痛下的真正原因。

很多肩部疼痛的病人到了骨科门诊，医生在进行了肩部体格检查、肩部X线及磁共振检查以后，告知病人肩部疼痛的原因是肩峰下撞击综合征。肩峰下撞击综合征是肩关节的常见疾病，发病人群十分广泛，上至九旬老人下至十岁儿童都有可能罹患此病。

我没打网球，怎么得了网球肘

网球肘又称"肱骨外上髁炎"，又名肘外侧疼痛综合征，是由肘关节急性外伤、慢性劳损或感受风寒湿邪引起的以肘关节外上方局限性疼痛，腕关节背伸，前臂旋转功能受限的一种疾病。因该病好发于网球运动员，接近50%的网球运动员可能会出现不同程度的肘关节疼痛，所以该病又被称为"网球肘"。

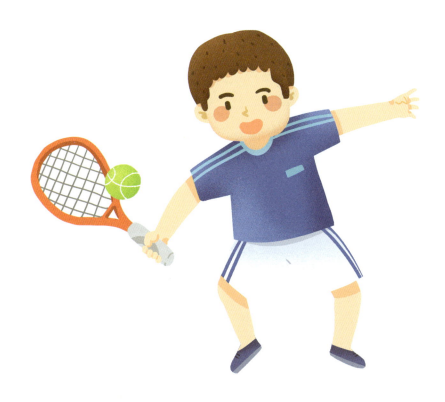